100 Cases in Clinical Medicine
内科学临床病例精粹 100 例
（第 3 版）

原　　著	［英］P John Rees　James Pattison
	Christopher Kosky
丛书主编	［英］Janice Rymer
主　　审	田　晔
主　　译	程　康　黄亚渝
副 主 译	钱　露　杨　琦
其他译者	（按姓氏笔画排序）

王　艺　王　瑜　王一旭　许晓明

李　丽　李　涛　李学义　李慧艳

吴利娜　张　达　张　娟　张　超

张格娟　周　祥　胡晋平　姚海荣

高丽洁　常明则　邌振宇　欧阳海峰

世界图书出版公司

西安　北京　上海　广州

图书在版编目（CIP）数据

内科学临床病例精粹100例：原著第3版/（英）皮·约翰·里斯（P John Rees）等主编；程康，黄亚渝主译.—西安：世界图书出版西安有限公司，2019.4
书名原文：100 Cases in Clinical Medicine（Third edition）
ISBN 978-7-5192-5406-3

Ⅰ.①内⋯ Ⅱ.①皮⋯ ②程⋯ ③黄⋯ Ⅲ.①内科学—病案—汇编 Ⅳ.①R5

中国版本图书馆 CIP 数据核字（2019）第 058889 号

书　　名	内科学临床病例精粹 100 例	
	NEIKEXUE LINCHUANG BINGLI JINGCUI 100LI	
原　　著	［英］P John Rees　James Pattison　Christopher Kosky	
丛书主编	［英］Janice Rymer	
主　　译	程　康　黄亚渝	
责任编辑	杨　莉	
装帧设计	绝色设计	
出版发行	世界图书出版西安有限公司	
地　　址	西安市北大街 85 号	
邮　　编	710003	
电　　话	029-87214941　029-87233647（市场营销部）	
	029-87234767（总编室）	
网　　址	http://www.wpcxa.com	
邮　　箱	xast@wpcxa.com	
经　　销	新华书店	
印　　刷	西安牵井印务有限公司	
开　　本	787mm×1092mm　1/16	
印　　张	15	
字　　数	220 千字	
版次印次	2019 年 4 月第 1 版　2019 年 4 月第 1 次印刷	
版权登记	25-2017-0021	
国际书号	ISBN 978-7-5192-5406-3	
定　　价	78.00 元	

医学投稿　xastyx@163.com ‖ 029-87279745　029-87284035
（如有印装错误，请寄回本公司更换）

译者序1·

内科学在临床医学中占有极其重要的位置，它是临床各学科的基础。目前的传统高等医学教育中，按照教学大纲所规定的课堂系统授课及与其相结合的临床见习教学模式只是医学教育的入门，教育的最终目标是要定位到临床医学实践中，让医学生、青年医师学会从琐碎复杂的临床症状中抽丝剥茧，归纳出有价值的诊断线索，进一步进行相关检查，明确诊断，最终拟定合适的治疗方案。契合当代循证医学的要义："慎重、准确和明智地应用当前所能获得的最好的研究依据，同时结合医生的个人专业技能和多年临床经验，考虑患者的价值和愿望，将三者完美结合，制订出适合患者的治疗措施"。而正如教科书对于医学本科学生之必要，病例是青年医师临床实践学习的法宝。现有医学图书中不乏各类病例集锦著作，为临床医师的成长提供了良好的学习资料。

本书中的100个病例几乎囊括了内科学的所有系统学科，以个案症状为起点，结合病史、体征、辅助检查、拟诊讨论，最后以制订治疗方案结尾，并总结关键知识点，顺应临床医生诊疗疾病的思维过程，在编者的带领下，逐一剖析，由点及面，强化记忆，大大拓展了临床医生认知的广度和深度，对青年医师有重要的启迪和参考价值。而且，有兴趣的读者也可以同时对照英文原著，熟悉西方国家病例表述的一些习惯，掌握常用医学术语的英语表达，共同翻译切磋，帮助提升医学英语能力。

病例荟萃是医学生、住院医师等年轻医生成长的实用工具，希望广大读者不仅通过基础教育奠定扎实的专业技能，还要不断拓展新知识，做一个肯思考、会学习的合格医生。

田 晔

2019 年 3 月 15 日

译者序2

作为一名临床医生，无论积累了多丰富的理论知识，最终都要接受具体患者的诊断准确性和治疗效果的检验，学习医学知识的最终目的是治病救人。每一位临床医生的培养阶段中必不可少的环节就是针对病例的分析辩证，去伪存真，诊断与鉴别诊断，最终得出疾病的真实状况，制订合理的诊疗方案。

目前国内外临床医生培养模式上有很大的差别，国外首先要经过相当长时间的住院医师轮转学习阶段，这个阶段并不确定专业方向，重在全面学习并掌握临床不同分支学科、各大系统基本疾病的临床表现、诊断标准和检查手段、治疗原则等，也因此为将来的临床工作打下坚实的基础，当然我们国内有极少数学府也采用了类似严苛、全面的培训制度。有鉴于这种严谨的培训理念，也考虑到临床病例探讨对临床医生的重要性和促进作用，我们翻译了这本《内科学临床病例精粹100例》。全书涵盖了心血管系统、呼吸系统、消化系统、风湿免疫系统、肾病学、内分泌学、神经病学、血液学、传染病学等系统学科的典型病例，以发热、胸痛、气促、乏力等常见症状为导向，以病例书写的形式再现不同患者的就诊过程，将一个个需要诊治的患者带到你的对面，让你思考：做何诊断、还需要哪些进一步检查以及应注意的问题等等。

希望通过这100个具有代表性的临床病例，为广大读者带来学习的趣味和动力，帮助大家识记基础知识的同时培养拓展性思维能力；也为医务工作者提供一些经典病例及少见病的诊疗思路，拓宽大家的视野，不断提高临床诊疗水平。

程　康

2019 年 3 月 10 日

原著序

    大多数医生认为学习医学知识最有助于记忆的方法是直接面对患者,根据一个真实的人来回忆信息比根据课本上的一页内容来回忆要容易得多。记忆信息的另一个重要因素是学习的深度,试图理解问题的学习比肤浅的病例积累更有可能在后期保持可用性。学生在老师的帮助下探索问题,这是以问题为先导的学习的基础。本书中的案例旨在提供另一种有效的学习方法,即通过观察患者,根据病史和查体,以及需要评估的基础检查,如血液检查、X线和心电图等,使学习者自主探索临床问题。

    这些病例并不能代替诊治真实患者时的临床经验,但它们为医学生探索临床问题和自己制订诊断和治疗方案提供了一个安全的环境。本书中提出的问题大多数很常见,可能会发生在全科医生诊室、医疗门诊诊所或一个医院的急会诊情况下,其中有一些特殊的病例用来说明特定的观点,并强调即使它们并不常见,但确实可能存在。写这些案例是为了激发学生对临床问题的兴趣,促使他们发现更多的问题,并试图展开对真实临床情况的诊断和治疗的深入思考。

    本书中的前20个病例按系统排列,后80个病例按随机顺序排列,因为临床症状如呼吸困难和疼痛等可能与不同系统的不同临床问题有关。我们希望你能喜欢解决这里提出的问题,并能在你的学生时代和随后的职业生涯中,将你学到的经验和教训付诸实践。

P John Rees

James Pattison

Gwyn Williams

致 谢 ——————

本书的作者非常感谢以下人员对本书中的插图提供的帮助：

Dr A saunders, Dr S Rankin, Dr J Reidy, Dr J Bingham, Dr L Macdonald, Dr G Cook, Dr T Gibson, Professor R Reznak, Dr B Lams, Dr J Chambers, Dr H Milburn, Dr J Gilmore。

缩 写

AAT alanine aminotransferase, 丙氨酸氨基转移酶

ACE angiotensin-converting enzyme, 血管紧张素转化酶

ACTH adrenocorticotrophic hormone, 肾上腺皮质激素

ADH antidiuretic hormone, 抗利尿激素

ADPKD autosomal dominant polycystic kidney disease, 常染色体显性多囊性肾病

APTT activated partial thromboplastin time, 部分活化凝血酶原时间

ARAS atherosclerotic renal artery stenosis, 动脉粥样硬化性肾动脉狭窄

AVP arginine vasopressin, 精氨酸加压素

BCG bacille Calmette-Guérin, Calmette-Guérin 杆菌

BMI body mass index, 体质指数

CJD Creutzfeldt-Jakob disease, Creutzfeldt-Jakob 病

CMV cytomegalovirus, 巨细胞病毒

COPD chronic obstructive pulmonary disease, 慢性阻塞性肺疾病

CRP C-reactive protein, C 反应蛋白

CSF cerebrospinal fluid, 脑脊液

CT computed tomography, 计算机断层扫描

CVP central venous pressure, 中心静脉压

DDAVP l-deamino-8-d-arginine vasopressin, 去氨加压素

DEXA dual-energy X-ray absorptiometry, 双能 X 射线吸收法

DOT directly observed therapy, 直接监督治疗

DVT deep vein thrombosis, 深静脉血栓

EBV Epstein-Barr virus, EB 病毒

ECG electrocardiogram, 心电图

EEG electroencephalogram, 脑电图

EMG electromyogram, 肌电图

ERCP   endoscopic retrograde cholangiopancreatography,内镜逆行胰胆管造影

ESR   erythrocyte sedimentation rate,红细胞沉降率

FER   forced expiratory ratio,用力呼气率

FEV_1 forced expiratory volume in 1s,第一秒用力呼气容积

FMD   fibromuscular dysplasia,纤维肌性发育不良

FSH   follicle-stimulating hormone,促卵泡激素

FVC   forced vital capacity,用力肺活量

GnRH   gonadotrophin-releasing hormone,促性腺激素释放素

GP general practitioner,全科医生,家庭医生

HbA_{1c} haemoglobin,A_{1c}糖化血红蛋白

HDL   high-density lipoprotein,高密度脂蛋白

5-HIAA   5-hydroxyindole acetic acid,5-羟基乙酸

5-HT   5-hydroxytryptamine,5-羟色胺

IBS   irritable bowel syndrome,肠易激综合征

ICU   intensive care unit,重症监护室

IgG   immunoglobulin G,免疫球蛋白 G

IgM   immunoglobulin M,免疫球蛋白 M

INR   international normalized ratio,国际标准化比值

IPF   idiopathic pulmonary fibrosis,特发性肺间质纤维化

ITP   idiopathic thrombocytopenic purpura,特发性血小板减少性紫癜

JVP   jugular venous pressure,颈静脉压

LDL   low-density lipoprotein,低密度脂蛋白

LH   luteinizing hormone,黄体生成素

MCV   mean corpuscular volume,平均红细胞体积

MRSA   methicillin-resistant Staphylococcus aureus,耐甲氧西林金黄色葡萄球菌

NAD   nothing abnormal detected,检查未见异常

NGU   non-gonococcal urethritis,非淋球菌性尿道炎

NSAID   non-steroidal anti-inflammatory drug,非甾体抗炎药

NSIP   non-specific interstitial pneumonitis,非特异性间质性肺炎

nvCJD   new-variant CJD,新变异型克雅病

$PaCO_2$ arterial partial pressure of carbon dioxide,动脉二氧化碳分压

PCO$_2$ partial pressure of carbon dioxide,二氧化碳分压

PEF peak expiratory flow,呼气流量峰值

PET positron-emission tomography,正电子发射断层扫描

PO$_2$ partial pressure of oxygen,氧分压

SIADH syndrome of inappropriate ADH secretion,抗利尿激素分泌异常综合征

SLE systemic lupus erythematosus,系统性红斑狼疮

STD sexually transmitted diseases,性传播疾病

T$_4$ thyroxine,甲状腺素

TIA transient ischaemic attack,短暂性脑缺血发作

TIBC total iron-binding capacity,总铁结合力

TNF tissue necrosis factor,组织坏死因子

TSH thyroid-stimulating hormone,促甲状腺激素

TTP thrombotic thrombocytopenic purpura,血栓性血小板减少性紫癜

UIP usual interstitial pneumonia,普通型间质性肺炎

VDRL venereal disease research laboratory,性病研究实验室

VLDL very low-density lipoprotein,极低密度脂蛋白

WOSCOPS West of Scotland Coronary Prevention Study,苏格兰西部地区冠状动脉疾病预防研究

目　录

第二部分　一般自我评估病例

第一部分
系统性疾病病例

心脏疾病

病例 1：头晕

病　史

患者男性，75 岁，因发作性头晕 30min 急诊入院。6 个月前患者开始出现跌倒，有时伴有意识丧失，持续时间不详；有时自感头晕，甚至不得不坐下，但并未失去意识；通常于劳累时发作，但有 1 ~ 2 次在坐下时发作，发作后 10 ~ 15min 恢复正常。

患者独居，大多数发作没有目击者，有一次孙女在现场，注意到患者面色苍白，一动不动，误以为他已经死亡。当救护车将其送往医院后，患者已经完全恢复，检查心电图（electrocardiogram，ECG）和胸部 X 线片均提示正常，患者遂出院。

患者无胸痛或心悸病史。患有痛风和尿频，偶尔服用布洛芬治疗痛风。曾确诊为良性前列腺肥大，未治疗。戒烟 5 年，饮酒 5 ~ 10 个酒精单位/周（1 个酒精单位≈8g 酒精；下同）。头晕和昏倒考虑与酒精无关。无家族相关病史。曾是一名电工。

体格检查

血压：96/64mmHg；脉搏：33/min。患者皮肤苍白，未闻及心脏杂音。颈静脉压力偶尔升高 3cm。双下肢无水肿。除左足背外，余外周动脉搏动均可触及。呼吸系统检查无异常。

辅助检查

● 患者的心电图检查结果如图 1.1 所示

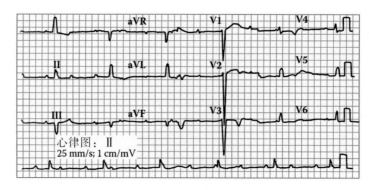

图 1.1　心电图

问　题

● 患者晕厥的原因是什么？

● 如何解读心电图检查结果？

回答 1

患者晕厥发作时表现为头晕和意识丧失，与姿势无关。根据目击者观察到的那次发作时患者出现面无血色，提示我们心排血量的降低多伴有某种心律失常，该病例可能归因于这种情况，尽管患者没有其他心脏方面的症状。心排血量和血流恢复时可能出现明显的皮肤潮红。

患者晕厥就医后，心电图和胸部 X 线检查均正常，并不能排除间歇性心电传导障碍，因患者接受检查时症状表现已处于较轻微的状态。图 1.2 的心电图示：Ⅲ度或完全传导阻滞，心室率 33/分，房室完全分离。这种因自限性快速心律失常引发的意识丧失被称为 Stokes-Adams（阿斯）发作，发生于心脏传导阻滞或短暂性心脏停搏。该患者的心脏传导阻滞初期是间断性的，后期逐步进展为持续完全性，随着进一步发展，心室率的减慢会使心排血量降低，从而可能导致疲劳、劳力性头晕或心力衰竭。逸搏心律的长间歇也可能导致晕厥。

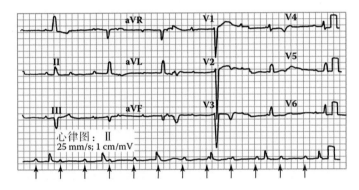

图 1.2　心电图显示完全传导阻滞，箭头所指为 P 波

检查中，偶尔增大的颈静脉压力表现为间歇性的当右心房收缩恰逢三尖瓣关闭时出现的巨大 α 波（大炮波）。此外，第一心音强度也有变化。

> **！鉴别诊断**
>
> 短暂的意识丧失分为神经性原因和血管性原因，目击者在这两种原因的鉴别诊断中很有用。神经系统原因是各种类型的癫痫，通常有相关的特点。血管性原因是脑血流量局部或广泛减少。局部血流量减少可能发生于短暂性脑缺血发作或椎基底动脉供血不足，而大面积血流量减少常伴随面色苍白，发生于心律失常、直立性低血压和血管迷走神经性晕厥。

对该患者的治疗措施是植入心脏起搏器。如果完全性传导阻滞下患者的心律稳定，就可以与患者商议尽快植入永久心脏起搏器。应选双腔起搏器依次起搏心房、心室（DDD，双腔感知和起搏，心房感知触发，心室感知抑制）或心室起搏器（VVI，心室起搏，心室感知抑制）。如果发现疑似心室逸搏心律，则需要立即植入临时起搏器。

> 🖋 **要点**
>
> - 当患者出现短暂意识丧失时，目击者对病史的仔细描述可能有助于临床诊断
> - 查体和心电图正常不能排除间断性恶性心律失常
> - 颈静脉压力上的巨大波动通常是三尖瓣反流时的规律性大 V 波或心脏完全传导阻滞时的间歇性大炮波

病例 2：胸痛

病 史

患者男性，34 岁，因胸痛急诊入院。2 年前偶感胸部刺痛，无特殊诱因，每次持续 1s 或 2s，疼痛位置多变，但通常位于左胸。本次胸痛发生于下午 4：00 并呈持续性，疼痛集中于胸部并向两侧放散，不伴有气短或心悸。坐起和身体前倾时疼痛减轻。晚上 9 点自行服用两片对乙酰氨基酚，疼痛未缓解。

患者于两周前患上呼吸道感染，持续 4d，临床表现有咽痛、鼻塞、打喷嚏和咳嗽，患者的妻子和两个孩子也有类似症状，但之后均痊愈。既往有偏头痛史。家族史中，父亲于 51 岁时患心肌梗死，测血脂显示胆固醇值为 5.1mmol/L，处于临界高胆固醇水平（参考范围：<5.5mmol/L），母亲及两个姐姐（年龄分别为 36 岁和 38 岁）均体健。从事会计工作，无吸烟史，饮酒量为 15 个酒精单位/周。

体格检查

体温：37.8℃；脉搏：75/min；血压：124/78mmHg。心血管和呼吸系统查体未见异常。

辅助检查

- 胸部 X 线检查正常
- 血红蛋白、白细胞计数正常。红细胞沉降率（erythrocyte sedimentation rate，ESR）为 46mm/h。肌钙蛋白水平略高。其他生化检验结果正常
- 心电图检查结果如图 2.1 所示

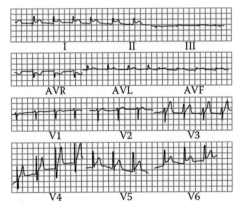

图 2.1 心电图

问 题

- 患者的诊断是什么？

回答2

患者既往出现的持续1s或2s的胸痛似乎没有任何临床意义。心源性胸痛和其他任何有临床意义的胸痛持续时间都更长，而这种短暂的左胸刺痛表现非常常见。阳性家族史增加了缺血性心脏病的风险，但病史和体格检查未发现其他危险因素。心包炎引起的胸痛多呈锐痛，同时胸膜受累，常因呼吸或咳嗽而加重，坐起前倾能缓解是典型的心包炎性胸痛体征。心电图显示ST段弓背向下（凹面向上）抬高，这是心包炎的典型特征，不同于心肌梗死后的ST段弓背向上抬高。急性心包炎的典型ST段变化存在于多数导联，而心肌梗死时的ST段变化仅限于梗死相关的解剖学区域的导联。

发病前的上呼吸道感染史提示可能有病毒学因素。心包炎相关的病毒通常是柯萨奇B病毒。未闻及心包摩擦音不能排除心包炎，因摩擦音的强度多变，并不总能被听到。如果疑似此诊断，往往需要在不同情况下反复听诊，带膜听诊器能最清楚地听到粗糙刺耳的心包摩擦音。心包炎通常会引起邻近心肌的炎症，这可以解释肌钙蛋白水平的上升。由于心包炎是一种炎性疾病，所以白细胞计数、ESR和血清C反应蛋白（C reactive protein，CRP）通常升高。超声心动图通常显示少量心包积液，罕见心包填塞。

心包炎可作为心肌梗死的并发症，但往往发生于心肌梗死1天后或更晚——炎症可能是潜在心肌坏死的直接后果，也可能是后期的免疫效应（心肌梗死后综合征）。心包炎也可见于多种结缔组织疾病、肺结核、尿毒症，或因其他局部感染或肿瘤导致。34岁的患者发生心肌梗死并不常见，但确实发生过。其他原因引起的胸痛，如食管性疼痛或肌肉骨骼痛，应通过病史和检查化验进行鉴别。

进一步检查柯萨奇病毒抗体滴度增高表明是病毒性心包炎。患者的临床症状和心电图变化在4～5d内缓解。超声心动图显示少量心包渗出液、左心室肌功能良好。休息并服用非甾体抗炎药后，症状消失。

 要点

- 弓背向下（凹面向上）的ST段抬高是心包炎的特征
- 青年患者的病毒性心包炎通常是由柯萨奇病毒引起的
- 心包炎可能合并心肌炎，心肌功能和心肌损伤应分别通过超声心动图和肌钙蛋白测定进行评估

呼吸系统疾病

病例 3：慢性咳嗽

病 史

患者男性，19 岁，因反复肺部感染入院。患者在 2 岁前出现咳嗽咳痰，被诊断为支气管炎。随后的 14 年，患者经常出现胸部不适，每年均有 4～5 周时间因此不能正常上学。过去的 2 年间，患者的症状加重并因咳嗽、咳脓痰住院 3 次。前 2 次住院时，痰培养提示流感嗜血杆菌生长。最近一次住院在 2 个月前，入院时痰中分离出铜绿假单胞菌，出院后患者仍有咳痰。虽然患者的感染已经得到了很大程度的控制，但其母亲仍非常担心并进一步送检了痰标本，微生物学报告显示少量假单胞菌生长。无胸部疾病家族史。食欲正常，排尿正常，排便不规律。

体格检查

患者体形消瘦，体重 48kg，身高 1.6m。

辅助检查

- 胸部 X 线检查如图 3.1 所示

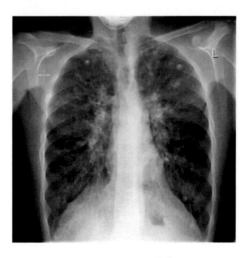

图 3.1　胸部 X 线片

问 题

- 如何判读患者的胸部 X 线片？
- 患者最可能的诊断是什么？
- 如何进一步检查？

回答3

患者的胸部 X 线片显示双肺均有异常阴影，以双上肺为著，呈印戒及管状影，提示支气管壁增厚。影像学表现与支气管扩张诊断相符。肺动脉膨出提示一定程度的肺动脉高压。影像改变的分布以双上肺为主，是肺囊性纤维化的典型表现。大部分其他形式的支气管扩张易发生在下肺，与引流不畅有关。高分辨率 CT 是诊断支气管扩张和明确病变程度和范围的最佳方法。在年轻和轻度囊性纤维化患者中，主要的病原微生物是流感嗜血杆菌和金黄色葡萄球菌，后期随着肺部病变的加重，铜绿假单胞菌成为常见的病原菌。一旦囊性纤维化患者的肺组织中出现铜绿假单胞菌，则很难彻底清除。

有反复胸部感染病史的年轻患者常考虑囊性纤维化的诊断。虽然囊性纤维化常见于 20 岁以下的年轻人，但轻度患者常于 20 岁、30 岁、40 岁甚至更晚才得以诊断。其他并发症发生在胰腺（吸收不良、糖尿病）、窦房结和肝脏。部分患者，尤其是那些少见的遗传突变患者，并发症的表现较为轻微，这些轻度病例可以仅表现为胸部问题，几乎没有吸收不良和胰腺功能障碍。

> **❗ 鉴别诊断**
>
> 年轻男性患者需要与其他原因导致的弥漫性支气管扩张相鉴别，例如低丙种球蛋白血症、纤毛不动综合征。应行肺功能检查以判断肺功能受损的程度。上肺的支气管扩张也可见于结核或伴有哮喘的过敏性支气管肺曲霉菌病。

囊性纤维化的常规诊断性实验室检查是汗液电解质检查，表现为汗液钠、氯浓度异常增高。对于本例 19 岁的患者来说，汗液检查的可靠性较低，而给予氟氢可的松后的重复汗液检查特异性更高。也可以在专门的囊性纤维化诊治中心检查鼻黏膜上皮的潜在差异。囊性纤维化是一种常染色体隐性遗传病，最常见的是 $\Delta F508$ 遗传异常，见于 85% 的病例，该基因编码的蛋白控制着氯离子的跨膜转运，这种遗传异常可被鉴别出来，目前的遗传学检测可检出超过 95% 的病例。但是，未检出 $\Delta F508$ 和其他常见异常并不能排除与少见遗传变异相关的囊性纤维化。

疾病晚期患者可考虑行肺移植。自从遗传异常被鉴别出后，基因替代治疗的试验已经开始。

患者的管理应在有成人囊性纤维化诊治经验的中心进行。儿童、青少年和成人囊性纤维化患者在此类中心接受治疗可改善预后。

> **🖊 要点**
>
> - 轻度囊性纤维化可发生在青少年和成人
> - 轻度囊性纤维化常与少见遗传异常相关
> - 高分辨率 CT 是检出支气管扩张和明确其程度的最佳方法
> - 患者的管理应在有囊性纤维化诊治经验的中心进行

病例 4：呼吸困难

病　史

患者女性，26 岁，因持续性咳嗽就诊于家庭医生。鉴于第一个周期的阿莫西林治疗无效，她被要求进行第二个疗程的抗生素治疗。患者是一位体育教师，3 个月前因工作地点变迁，出现持续性咳嗽。目前咳嗽已经影响睡眠并导致她白天疲倦，而且当她慢跑时咳嗽也成了很大的困扰。3 年前行阑尾切除术，儿童期行扁桃体切除术。在 3~6 岁时反复发生支气管炎。无吸烟史。除口服避孕药外无其他用药史。父母健在，身体健康。她有两位兄弟，其中一位患有花粉症。

体格检查

呼吸：18/min。双肺呼吸音清晰。无鼻咽部异常。无心血管、呼吸及神经系统异常。

辅助检查

- 胸部 X 线检查正常
- 在手术室对患者进行了肺功能检查，并要求患者在家记录最大呼气流量，连续 2 周记录早晨和夜间 3 次读数的最佳值。肺功能检查结果如表 4.1 所示
- 最大呼气流量记录如图 4.1 所示

表 4.1　肺功能检查结果

项目	实测值	预计值
FEV$_1$（L）	3.9	3.6~4.2
FVC（L）	5.0	4.5~5.4
FER（FEV$_1$/FVC；%）	78	75~80
PEF（L/min）	470	440~540

FEV$_1$：第 1 秒用力呼气流量；FVC：用力肺活量；FER：用力呼气率；PEF：最大呼气流量

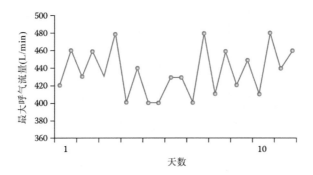

图 4.1　患者在家连续记录 11 天的最大呼气流量

问题

- 如何分析上述检查结果？
- 患者可能的诊断是什么？如何治疗？

回答4

患者的最大呼气流量显示出一定程度的昼夜变异，未达到哮喘的诊断标准，但是可疑。峰流量日间变异的均值是 36L/min，夜间均值是 453L/min，昼夜存在 8% 的变异值，这是一个正常的小的昼夜变异，变异值超过 15% 才能诊断为哮喘。该患者儿童时期所患的"支气管炎"可能是哮喘。家族过敏史（一位哥哥患有花粉症）、运动和冷空气诱发咳嗽提示哮喘特征性的支气管高反应性。

无原因可解释的慢性持续性咳嗽患者应行胸部 X 线检查。非吸烟者 X 线检查结果正常时应考虑以下 3 个常见原因：大约半数病例有哮喘或在随后的几年内发展为哮喘；余病例中的一半有鼻炎或鼻窦炎鼻后滴漏；大约 20% 的咳嗽与胃食管反流有关。少数病例存在其他原因，例如异物、支气管腺瘤、结节病或者纤维化肺泡炎。此外，咳嗽是血管紧张素转化酶抑制剂的一个常见副作用。

该患者经运动试验检测证实了哮喘的诊断，6min 剧烈活动后 FEV_1 下降了 25%。对此类患者也可选择支气管激发试验，吸入醋甲胆碱或组胺后，FEV_1 下降超过 20%。

运动试验确诊后，给予患者吸入激素治疗，1 周后咳嗽缓解。4 周后，停用吸入激素，调整为运动前给予 β_2 受体激动剂。但再次出现咳嗽，并有明显的喘鸣和呼吸困难。治疗换回吸入激素联合按需使用 β_2 受体激动剂。如果咳嗽仍未得到有效控制，下一步应检查吸入方法和治疗依从性并考虑加用长效 β_2 受体激动剂。部分病例与哮喘相关的持续性干咳可能需要强化治疗，即吸入激素 1 个月或更久，甚至口服激素 2 周才能使咳嗽缓解。干咳的有效控制依赖于正确的诊断和有力的治疗措施。

🔑 要点

- 胸部 X 线正常的持续性干咳患者的 3 个最常见原因是哮喘（50%）、鼻窦炎、鼻后滴漏（25%）和反流性食管炎（20%）
- 哮喘可以表现为咳嗽（咳嗽变异型哮喘），虽然后期可形成气流阻塞，但初期可没有或几乎没有气流阻塞
- 胸部查体正常的持续性咳嗽患者很少由细菌感染导致且对抗生素治疗无效

腹部疾病

病例 5：急性腹痛

病　史

患者女性，56 岁，因腹痛 24h 就诊于急诊科。24h 前出现持续性上腹痛，逐渐加重，并向后背部放散，伴有恶心、冷热交替。5 年前有明确的十二指肠球部溃疡病史，并给予了根除幽门螺杆菌治疗。吸烟 15 支/天，每晚与丈夫共饮 1 瓶葡萄酒。

体格检查

患者痛苦面容，脱水状态。体重为 115kg，体温为 38.5℃，脉搏为 108 次/min，血压为 124/76mmHg。心脏和呼吸系统检查正常。右上腹轻度肌紧张，反跳痛。肠鸣音稀少。

辅助检查

- 患者的实验室检查结果如表 5.1 所示
- 患者的腹部 X 线片如图 5.1 所示

表 5.1　患者的实验室检查结果

项目	结果	正常参考值
血红蛋白	14.7g/dL	11.7 ~ 15.7g/dL
白细胞	19.8 × 10^9/L	(3.5 ~ 11.0) × 10^9/L
血小板	239 × 10^9/L	(150 ~ 440) × 10^9/L
血清钠	137mmol/L	135 ~ 145mmol/L
血清钾	4.8mmol/L	3.5 ~ 5.0mmol/L
尿素氮	8.6mmol/L	2.5 ~ 6.7mmol/L
肌酐	116μmol/L	70 ~ 120μmol/L
胆红素	19μmol/L	3 ~ 17μmol/L
碱性磷酸酶	58IU/L	30 ~ 300IU/L
丙氨酸氨基转移酶（AAT）	67IU/L	5 ~ 35IU/L
γ - 谷氨酰转肽酶	72IU/L	11 ~ 51IU/L
C 反应蛋白（CRP）	256mg/L	＜5mg/L

问　题

- 患者可能的诊断是什么？
- 如何治疗？

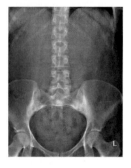

图 5.1　腹部 X 线平片

11

回答5

该患者的诊断为急性胆囊炎。胆囊炎好发于中年女性、肥胖人群，常由脂餐诱发。表现为胆囊压力增高，胆囊壁炎症。胆囊压力增高是由于结石堵塞胆囊管，胆汁持续分泌导致。胆囊壁炎症多为革兰氏阴性菌和厌氧菌感染。肿胀的胆囊因缺血可导致穿孔，引起弥漫性腹膜炎或局部形成脓肿。结石可能自发排出体外而使症状缓解；也可嵌顿在胆总管，导致胆管炎或胰腺炎；个别情况下，胆结石可穿透胆囊壁和小肠，引起肠梗阻（胆石性肠梗阻）。

急性胆囊炎的典型症状是突发性右上腹疼痛，可放射至背部。长期右上腹疼痛伴发热提示急性胆囊炎，而不是简单的胆绞痛。胆总管结石常引起黄疸。

急性胆囊炎的常见症状有发热、心动过速、右上腹肌紧张、反跳痛（Murphy征）。该患者的白细胞和CRP升高。如果血清胆红素和肝转氨酶升高，要考虑有无胆总管结石引起的急性胆管炎。腹部X线检查正常；多数胆囊结石射线可穿透，因此在X线片中不显示。

> **！鉴别诊断**
>
> 主要与胆绞痛、穿孔、消化性溃疡、急性胰腺炎、急性肝炎、膈下脓肿、后位阑尾炎，右侧肾盂肾炎、结肠肝曲癌或憩室、穿孔相鉴别。心肌梗死或右下叶肺炎也可有胆囊炎的表现。

该患者应转入外科接受诊治。行血清淀粉酶测定，排除胰腺炎；行血培养、胸部X线排除肺炎；拍腹部立位X线片以排除消化性溃疡穿孔。腹部超声可以显示胆结石和胆囊壁炎症。患者应禁食，输液治疗，给予镇痛和静脉注射头孢菌素和甲硝唑。应定期检查患者是否有腹膜炎或胆管炎。如果症状缓解可常规出院，炎症控制后几周内再次入院行胆囊切除术。某些低风险患者在炎症期也可行急诊手术。

> **✐ 要点**
>
> - 急性胆囊炎通常引起右上腹疼痛和 Murphy 征阳性
> - 潜在的并发症包括败血症、腹膜炎

病例6：体重减轻

病 史

患者女性，66 岁，因乏力伴活动时轻微气短、体重减轻 4 个月就诊于家庭医生。患者的体重从 71kg 降至 65kg，食欲正常，不伴有恶心、呕吐。2 个月前大便习惯改变，间断出现便秘，无血便，不伴腹痛。已绝经，无阴道流血。无相关疾病家族史，无服药史。吸烟史 48 年，20 支/天，饮酒量 20 ~ 28 个酒精单位/周。职业为退休护士。

体格检查

血压：148/90mmHg。面色苍白，精神佳。未触及浅表淋巴结肿大。乳房、甲状腺、心脏、胸腹部及直肠查体均正常。

辅助检查

• 患者的实验室检查结果如表 6.1 所示

表 6.1 患者的实验室检查结果

项目	结果	正常参考值
血红蛋白	10.1g/dL	11.7 ~ 15.7g/dL
平均红细胞体积（MCV）	76fL	80 ~ 99fL
白细胞	4.9×10^9/L	$(3.5 \sim 11.0) \times 10^9$/L
血小板	277×10^9/L	$(150 \sim 440) \times 10^9$/L
血清钠	142mmol/L	135 ~ 145mmol/L
血清钾	4.4mmol/L	3.5 ~ 5.0mmol/L
尿素氮	5.2mmol/L	2.5 ~ 6.7mmol/L
肌酐	5.2mmol/L	70 ~ 120μmol/L

尿常规检查：尿蛋白（﹣）；尿潜血（﹣）

血涂片：呈小细胞低色素性贫血

问 题

• 患者最可能的诊断是什么？
• 如何进一步检查？

回答 6

实验室检查示小细胞低色素性贫血。这种贫血在绝经前妇女最常见的原因是月经期失血过多,在男性或绝经后妇女最常见的原因是胃肠道失血。该患者有排便习惯改变,提示可能存在下消化道疾病,考虑结肠癌,这也能解释她的体重减轻。钡灌肠显示乙状结肠新生物,经结肠镜检查和活检证实为结肠癌。胸部 X 线示无肺转移,腹部超声示无腹腔淋巴结肿大或肝转移。

对该患者进行了乙状结肠切除、肠端 – 端吻合术及定期随访没有复发迹象。组织学检查提示为 I 级分化。

结肠癌的发病率日益增加,如果早期发现,治疗的效果较好。任何年龄段一旦发现有直肠出血、排便习惯改变超过 1 个月,以及男性或绝经后妇女出现缺铁性贫血的表现,都建议行胃肠道检查。年轻人患结肠癌可能有遗传因素。

吸烟是结肠癌的危险因素。

 要点

- 结肠癌可以很少有或没有胃肠道症状或体征
- 不明原因的缺铁性贫血应检查上、下胃肠道

肝脏疾病

病例 7：恶心和体重减轻

病　史

患者男性，45 岁，因近 6 个月来食欲减退和体重减轻就诊于家庭医生。6 个月前患者出现食欲减退、体重下降，体重由 78kg 降至 71kg；3 个月来间断恶心，晨起为著，偶伴呕吐。1 个月来发现双侧脚踝肿胀。虽然最近体重减轻，但自觉裤子变紧。无腹痛。既往无相关病史。家族史不详。无服药史。自 18 岁开始吸烟、饮酒，吸烟 5 ~ 6 支/天，饮酒 15 ~ 20 个酒精单位/周。职业为高级厨师。1 年前离异，之后独居。

体格检查

脉搏正常；心率：92/min；血压：146/84mmHg。颜面多血貌，双侧脚踝凹陷性水肿，颈前及胸部可见 9 个蜘蛛痣。体重减轻但腹围增大。颈静脉压（jugular venous pressure，JVP）正常。心肺无明显异常。腹部膨隆，未触及明显包块，移动性浊音阳性，液波震颤阳性。

辅助检查

- 患者的实验室检查结果如表 7.1 所示

表 7.1　患者的实验室检查结果

项目	结果	正常参考值
血红蛋白	12.6g/dL	13.3 ~ 17.7g/dL
平均红细胞体积（MCV）	107fL	80 ~ 99fL
白细胞	10.2×10^9/L	$(3.9 ~ 10.6) \times 10^9$/L
血小板	121×10^9/L	$(150 ~ 440) \times 10^9$/L
血清钠	131mmol/L	135 ~ 145mmol/L
血清钾	4.2mmol/L	3.5 ~ 5.0mmol/L
尿素氮	2.2mmol/L	2.5 ~ 6.7mmol/L
肌酐	101μmol/L	70 ~ 120μmol/L
血清钙	2.44mmol/L	2.12 ~ 2.65mmol/L
磷酸盐	1.2mmol/L	0.8 ~ 1.45mmol/L
血清总蛋白	48g/L	60 ~ 80g/L
白蛋白	26g/L	35 ~ 50g/L
胆红素	25mmol/L	3 ~ 17mmol/L
丙氨酸氨基转移酶	276IU/L	5 ~ 35IU/L
γ - 谷氨酰转肽酶	873IU/L	11 ~ 51IU/L
碱性磷酸酶	351IU/L	30 ~ 300IU/L
国际标准化比值（INR）	1.4	0.9 ~ 1.2

尿常规检查：尿蛋白（-），尿潜血（-）

问　题

- 患者可能的诊断是什么？
- 如何治疗？

回答7

该患者有腹水和水肿，符合慢性肝病的特点。蜘蛛痣的数量大于3个。国外慢性肝病最常见的原因是饮酒，患者从事餐饮业，增加了其滥用酒精的风险，晨起恶心呕吐是滥用酒精的典型表现，长期过量饮酒使得促肾上腺皮质激素（adrenocorticotrophic，ACTH）分泌增多，出现类库欣综合征表现。饮食中叶酸缺乏以及酒精对骨髓的毒副作用导致大细胞性贫血。胆红素轻度升高、隐性黄疸。肝脏合成功能受损导致血清白蛋白降低、凝血因子生成减少、凝血国际标准化比值（INR）延长。肝硬化门静脉高压导致脾大，脾功能亢进，血小板溶解，血小板数量减少。

然而，患者的酒精摄入量较少不足以诊断酒精性肝病。再次追问病史，患者最终承认在过去20年中每周至少饮酒40~50单位，离婚后的1年中，饮酒量更大。

进一步的检查显示肝炎病毒阴性；腹部超声提示中等量腹水，肝脏体积轻度减小，脾脏长度增加2~3cm；未发现肝癌的证据，以上结果支持门静脉高压的诊断。

对该患者的处理关键是要向其强调戒酒的重要性，建议进入酒精成瘾戒断中心。酒精戒断的急性期应给予地西泮及氯二氮平以降低酒精戒断综合征的发生风险。加强营养支持，静脉注射维生素 B_1 以防止韦尼克脑病（Wernick's encephalopathy）。给予维生素 K 纠正凝血异常。腹水应排除自发性腹膜炎（有时可无症状）。针对腹水的治疗包括低盐饮食和口服螺内酯。每天测量体重评估腹水减退量。如果存在利尿剂抵抗或腹胀明显，可腹腔穿刺放腹水，同时静脉输注人血白蛋白。患者有门静脉高压，应行胃镜检查明确有无食管胃底静脉曲张，如果存在食管胃底静脉曲张可服用普萘洛尔，用于降低门静脉高压，防止进一步静脉曲张形成。

本例患者因不按时参加酒精成瘾戒断治疗，仍大量饮酒，3年后因食管静脉再次破裂出血而死亡。

要点

- 酗酒患者经常向医生隐瞒自己大量饮酒的事实
- 酒精性肝病患者如果不戒酒则预后较差

病例 8：食欲缺乏伴发热

病　史

患者男性，22岁，因全身不适伴食欲缺乏1周就诊。患病以来呕吐1次，无呕血，自觉发热但未测量体温。2周前无明显诱因出现膝关节、肘关节及腕关节疼痛，但无关节肿胀，大小便无明显异常。

5年前曾因发热就诊，行血清学检测后确诊为传染性单核细胞增多症。吸烟25支/天，饮酒量20~40个酒精单位/周。近2年间断吸食大麻及迷幻药，亦经常在酒吧服用摇头丸等类似药物，具体成分不详。否认静脉注射毒品史。时有同性性行为但有采取保护措施。自诉6个月前曾行艾滋病病毒（human immunodeficiency virus，HIV）检测，结果为阴性。近2年无出国旅行史。

患者现无业，与另外三人合租。无家族遗传病史。

体格检查

体温：38.6℃。一般状态欠佳。皮肤黏膜轻度黄染。右上腹轻压痛，未发现关节及其他系统异常。

辅助检查

- 患者的实验室检查结果如表8.1所示

表 8.1　患者的实验室检查结果

项目	结果	正常参考值
血红蛋白	14.1g/dL	13.3~17.7g/dL
平均红细胞体积（MCV）	85fL	80~99fL
白细胞	11.5×10^9/L	$(3.9~10.6) \times 10^9$/L
血小板	286×10^9/L	$(150~440) \times 10^9$/L
凝血酶原时间	17s	10~14s
血清钠	135mmol/L	135~145mmol/L
血清钾	3.5mmol/L	3.5~5.0mmol/L
尿素氮	3.2mmol/L	2.5~6.7mmol/L
肌酐	64μmol/L	70~120μmol/L
总胆红素	50mmol/L	3~17mmol/L
碱性磷酸酶	376IU/L	30~300IU/L
丙氨酸氨基转移酶	570IU/L	5~35IU/L
空腹血糖	4.1mmol/L	4.0~6.0mmol/L

问　题

- 如何分析目前的检查结果？
- 患者的初步诊断是什么？
- 如何治疗？

回答8

该患者的初步诊断考虑为病毒性肝炎。生化检查结果提示肝功能异常且以转氨酶升高为主，说明在肝脏中以肝细胞损伤为主，可能是甲、乙或丙型病毒性肝炎。病毒性肝炎急性期可引起白细胞升高。同性性行为及静脉药瘾史是乙型、丙型病毒性肝炎感染的危险因素，同时还需排除一些其他病毒引起的感染，例如巨细胞病毒或单纯疱疹病毒感染。患者的既往用药史不详，也有可能是药物性肝损害。早期的关节症状是病毒感染的表现，尤其在乙肝病毒感染时多见。当有以上某种病毒感染时血清学检查中会有 IgM 抗体出现，可用于明确诊断，同时可以对病毒载量进行检测。6 个月前的 HIV 检测结果阴性提示目前 HIV 相关性疾病暂不考虑，但患者既往的 HIV 检测结果并不十分可信，且应将 HIV 血清学转换考虑在内。

本病例为急性乙型肝炎病毒感染患者，大约 30% 的病例会出现黄疸，急性期主要是对症支持治疗。急性期乙型病毒性肝炎患者并非都需要抗病毒治疗。该患者的凝血酶原时间轻度延长，尚不严重，无须过度紧张。需要严密监测转氨酶变化情况以明确疾病进程。在肝功恢复正常前严格禁止饮酒及服用损害肝脏的药物。爆发性肝衰竭、再生障碍性贫血、心肌炎、血管炎等严重并发症均少见。此次治疗的同时应对患者进行宣教，向其讲解吸食大麻、滥用毒麻药品、饮酒的危害及不洁性生活可能感染的疾病，并针对患者目前的情况给予一定的支持和帮助。乙型肝炎病毒（hepatitis B virus，HBV）体外可以存活一定时间，所以患者需告知其舍友，避免与其共用剃须刀及牙刷，同时建议他们接种乙肝疫苗。成人急性 HBV 感染者仅有 5% 会转为慢性乙型病毒性肝炎。酒精性肝病患者如同时合并 HBV 感染则预后不佳。

要点

- 病毒性肝炎感染后可伴发关节炎及流感样症状
- HIV 检测结果阳性患者应查找 HIV 感染的确切证据
- 在发达国家，成人不洁性生活及静脉注射毒品是 HBV 感染的主要途径。

在英国，急性乙型病毒性肝炎属于国家法定传染病

肾脏疾病

病例9：乏力

病　史

患者女性，85岁，因乏力伴恶心、食欲缺乏6个月就诊。患者于1个月前出现皮肤瘙痒、肌肉抽筋等症状，体重较前减轻8kg。既往有高血压病史20年，规律服用降压药；有脑出血病史，遗留左侧感觉麻木及肌力减退。出生于加勒比海，为加勒比海黑人，20世纪60年代移民至英国，生有2女。目前独居。

体格检查

心率：88/min；血压：190/100mmHg。贫血貌，睑结膜苍白，脚踝部轻度凹陷性水肿。心肺查体未见明显异常。神经系统查体示：左侧面瘫，左侧肌张力增高、腱反射增强，可拄拐行走。眼底检查示：视网膜动脉迂曲。

辅助检查

- 患者的实验室检查结果如表9.1所示

表9.1　患者的实验室检查结果

项目	结果	正常参考值
血红蛋白	7.8g/dL	11.7~15.7g/dL
平均红细胞体积（MCV）	84fL	80~99fL
白细胞	6.3×10^9/L	$(3.5~11.0) \times 10^9$/L
血小板	294×10^9/L	$(150~440) \times 10^9$/L
血清钠	136mmol/L	135~145mmol/L
血清钾	4.8mmol/L	3.5~5.0mmol/L
尿素氮	46.2mmol/L	2.5~6.7mmol/L
肌酐	769μmol/L	70~120μmol/L
血糖	4.4mmol/L	4.0~6.0mmol/L
白蛋白	37g/L	35~50g/L
血清钙	1.94mmol/L	2.12~2.65mmol/L
无机磷	3.4mmol/L	0.8~1.45mmol/L
总胆红素	15mmol/L	3~17mmol/L
丙氨酸氨基转移酶	23IU/L	5~35IU/L
碱性磷酸酶	423IU/L	30~300IU/L

尿常规检查：尿蛋白（+）；尿潜血（+）
血涂片：正细胞性贫血

问题

- 患者可能的诊断是什么？
- 如何进一步检查和治疗？

回答 9

该患者表现出食欲缺乏、恶心、体重减轻、乏力、皮肤瘙痒以及肌肉抽筋等症状，这些均为晚期肾衰竭的典型表现。

血清尿素氮和肌酐升高证实肾衰竭，但并不能区分急性或慢性肾衰竭。前者一般继发于全身系统性疾病或有明确诱因（服用肾毒性药物或低血压状态），后者多有较长阶段的全身不适病史，动态分析血清肌酐水平变化可帮助了解肾功能进展情况。该患者的贫血及甲状旁腺功能亢进（碱性磷酸酶升高）症状提示慢性肾衰竭。正色素性正细胞性贫血主要由促红细胞生成素减少所致，而促红细胞生成素主要来源于肾脏的合成和分泌。继发性甲状旁腺功能亢进时血清磷酸盐水平升高的原因是肾脏对磷酸盐清除障碍以及活性维生素 D 缺乏 [肾脏是维生素 D 羟化为活性的 25 - (OH) D 和 1, 25 - (OH)$_2$D 的主要场所]。手掌 X 线检查呈典型甲状旁腺功能亢进表现（末节指骨关节密度减低及中指关节骨膜下放射状密度减低），这有助于明确长期的慢性肾衰竭诊断。

肾脏超声检查在慢性肾脏疾病的诊断中是必不可少的，超声可以准确测量肾脏体积大小并可以明确肾功能障碍的病因，如多囊肾、梗阻性肾病等。双侧肾脏不规则、大小不对称多提示反流性肾病或肾血管性疾病。该患者的超声检查提示双肾缩小（8cm 左右），符合慢性肾衰竭的表现，此时不适宜行肾穿刺活检术，因穿刺后不仅出血风险增大，并且即使穿刺成功，肾脏的病理已经表现为大部分肾小球及肾小管纤维化，不能有效判断原发病。该患者肾衰竭的原因多考虑高血压所致的肾损伤或原发性肾小球疾病，如 IgA 肾病等。患者是加勒比海黑人，该人种中高血压导致肾衰竭的比例高于其他人种。

对该患者应给予降压药物积极控制血压，口服磷结合剂和补充维生素 D 改善继发性甲状旁腺功能亢进症状，皮下注射促红细胞生成素纠正贫血。根据患者的情况考虑是否进行透析治疗，适当选择血液透析或居家腹膜透析。考虑该患者高龄及存在基础疾病，不宜行肾脏移植术，行除透析外的保守治疗更加适合。

 要点

- 大多数慢性肾脏病患者在肾功能障碍进入尿毒症期（GFR < 15mL/min）时伴有全身系统症状
- 定期检测血清肌酐水平可有助于早期发现肾功能障碍
- 超声检查可用于鉴别急性和慢性肾衰竭

病例10：腰背部疼痛

病 史

患者女性，27岁，因腰背疼痛就诊于急诊科。患者2天前出现发热及腰背部疼痛，且逐渐加重，6h前呕吐2次。3个月前曾被诊断为膀胱炎，无其他疾病史。

体格检查

体温：39.5℃；心率：120/min；血压：104/68mmHg。患者呈急性病面容，面色潮红。心肺查体未见明显异常。腹部轻压痛，腰脊部最明显，肠鸣音未见异常。

辅助检查

- 患者的实验室检查结果如表10.1所示

表10.1 患者的实验室检查结果

项目	结果	正常参考值
血红蛋白	15.3g/dL	11.7~15.7g/dL
白细胞	25.2×10^9/L	$(3.5 \sim 11.0) \times 10^9$/L
血小板	406×10^9/L	$(150 \sim 440) \times 10^9$/L
血清钠	134mmol/L	135~145mmol/L
血清钾	4.1mmol/L	3.5~5.0mmol/L
尿素氮	14.2mmol/L	2.5~6.7mmol/L
肌酐	106μmol/L	70~120μmol/L
白蛋白	44g/L	35~50g/L
C反应蛋白（CRP）	316mg/L	<5mg/L

尿常规检查：尿蛋白（++）；尿潜血（+++）；亚硝酸盐（++）

尿沉渣镜检：红细胞（>50）；白细胞（>50）

问 题

- 患者可能的诊断是什么？
- 如何进一步检查和治疗？

回答 10

该患者表现出急性肾盂肾炎的症状和体征。导致急性肾盂肾炎的常见原因是尿路的上行性感染，通常女性发病率高于男性。受孕、糖尿病、免疫抑制、尿路畸形等增加了尿路上行性感染的概率。

❗ 鉴别诊断

肾盂肾炎引起的腰背部疼痛可以是单侧，也可是双侧，需要与梗阻性肾病、肾梗死、肾细胞癌、肾乳头坏死、肾结石、肾小球肾炎、多囊肾、髓质海绵肾、腰痛相关的血尿综合征相鉴别。

患者发热时体温可能高达 40℃，并伴有厌食、恶心、呕吐等全身性反应。部分患者有膀胱炎的前驱症状（尿频、尿急、尿痛、血尿），但这类下尿路感染的症状在急性肾盂肾炎患者中并不常见。多数患者发病前 6 个月内有膀胱炎病史。老年肾盂肾炎患者往往无特征性的症状和体征。肾盂肾炎的症状常常与其他疾病如急性阑尾炎、急性胆囊炎、急性胰腺炎、下叶肺炎等相混淆，但是肾病患者在发病前后常有明显的肾区压痛。未积极治疗的重症感染甚至可发展成感染性休克。

白细胞计数及 CRP 增高提示急性细菌感染，尿路细菌感染导致的尿液改变包括：镜下血尿、蛋白尿、白细胞尿，此外由于细菌转化硝酸盐的作用，尿中亚硝酸盐含量增加。

该患者需要住院治疗，行血液及尿液细菌培养找出病原菌，细菌学结果回报前可以静脉给予经验性抗生素治疗，后期可根据药敏试验结果改口服抗生素，一般初始选用庆大霉素＋氨苄西林或环丙沙星。除此之外需要行超声检查排除尿路梗阻，梗阻性肾病的患者继发感染后会形成肾盂积脓，导致腰背部剧烈疼痛、发热、感染性休克、急性肾衰竭。一旦出现肾盂积水，需要尽快行肾造瘘术，防止发生上述并发症。

单纯泌尿系感染需要抗感染治疗 2 周，疗程结束后 10～14d 重复行尿液培养。伴有肾结石和肾脏瘢痕形成的患者，需要抗感染治疗 6 周。

 要点

- 急性肾盂肾炎患者在发病前伴或不伴有下尿路感染
- 住院后 24h 内行超声检查排除尿路梗阻
- 为了减少复发率，抗生素治疗最少维持 2 周

内分泌系统疾病

病例11：体重增加

病 史

患者男性，64岁，因超重明显就诊于家庭医生。患者6个月内体重增加8kg，易饥饿，易出现瘀伤，从扶椅中起身或爬楼梯困难，情绪低落且早醒。既往无身心疾病。是一名退休矿工工人，和妻子生活在联排房中。吸烟30支/天，饮酒15个酒精单位/周。

体格检查

超重，尤其是腹部。腹部和大腿有紫纹。皮肤很薄，有自发性瘀伤。脉搏：76/min，律齐；血压：168/104mmHg。外周性水肿。此外，心脏、呼吸系统和腹部查体正常。除了肩部外展和髋关节屈曲无力外，其余神经检查正常。

辅助检查

- 患者的实验室检查结果如表11.1所示

表11.1 患者的实验室检查结果

项目	结果	正常参考值
血红蛋白	13.2g/dL	13.3~17.7g/dL
红细胞平均体积（MCV）	87fL	80~99fL
白细胞	5.2×10^9/L	$(3.9 \sim 10.6) \times 10^9$/L
血小板	237×10^9/L	$(150 \sim 440) \times 10^9$/L
血清钠	138mmol/L	135~145mmol/L
血清钾	3.3mmol/L	3.5~5.0mmol/L
尿素氮	6.2mmol/L	2.5~6.7mmol/L
肌酐	113μmol/L	70~120μmol/L
白蛋白	38g/L	35~50g/L
血糖	8.3mmol/L	4.0~6.0mmol/L
总胆红素	16mmol/L	3~17mmol/L
丙氨酸氨基转移酶	24IU/L	5~35IU/L
碱性磷酸酶	92IU/L	30~300IU/L
γ-谷氨酰转肽酶	43IU/L	11~51IU/L

尿常规检查：尿蛋白（-）；尿潜血（-）；尿糖（++）

问 题

- 患者可能的诊断是什么？
- 如何进一步检查和治疗？

回答 11

近端肌病的症状和体征、紫纹和躯干性肥胖都符合库欣综合征的特征性表现。脂肪堆积导致"满月脸"、"水牛背"和锁骨上窝脂肪垫扩大。高血糖和低血钾符合此诊断。除了精神障碍外，典型的抑郁症也可发生于库欣综合征。库欣病源于垂体腺瘤分泌促肾上腺皮质激素（adrenocorticotrophic hormone，ACTH）。库欣综合征是一个更广泛的术语，它包含一组由皮质醇过剩导致的疾病。

！ 库欣综合征的病因

- 垂体前叶嗜碱性粒细胞腺瘤分泌的 ACTH（库欣病）
- 异位 ACTH 分泌（例如支气管癌）往往导致皮质醇大量释放及严重并速发的症状
- 原发性肾上腺皮质腺瘤或癌（抑制 ACTH）
- 医源性：皮质类固醇治疗，这是平时临床实践中最常见的原因

该患者的主诉是迅速发生的肥胖。肥胖的主要原因有：
- 遗传因素
- 环境因素：进食多、运动少
- 激素原因：甲状腺功能减退、库欣综合征、多囊卵巢和高泌乳素血症
- 饮酒导致的伪库欣综合征

该患者应就诊于内分泌科医生。首先，该患者的皮质醇分泌异常是成立的，昼夜分泌节律丧失，表现为夜间皮质醇水平增高和尿共轭皮质醇（17 - 羟皮质类固醇）分泌增加，地塞米松抑制试验通常会抑制皮质醇分泌。接下来要排除皮质醇分泌异常的常见原因，如压力、抑郁或酗酒。检测 ACTH 水平区分肾上腺（低ACTH）和垂体或异位（ACTH 高）的原因。该患者饮酒适量，γ - 谷氨酰转肽酶正常，由于没有精神病史，他的抑郁症状更可能是类固醇过剩的结果而不是原因。

该患者的 ACTH 水平升高。因为患者有严重的吸烟史提示支气管癌的可能，并且库欣综合征发病迅速，但他的胸部 X 线片正常。垂体 MRI 扫描（T1 加权、冠状位）显示低密度微腺瘤（图 11.1 中箭头所示），可以采用手术治疗或放疗。该患者适合采用经蝶窦垂体微腺瘤切除术，不仅可以治愈疾病，而且可使其保留正常的下丘脑 - 垂体 - 肾上腺功能。

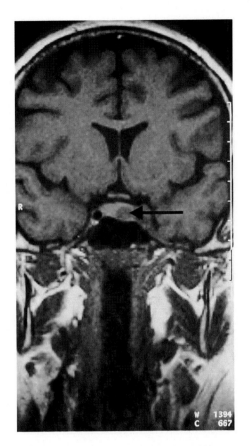

图 11.1 **垂体 MRI（T1 加权，冠状位）**

要点

- 迅速发生肥胖的患者应排查内分泌方面的原因
- 皮质类固醇治疗是库欣综合征最常见的发病原因
- 突发严重库欣综合征的患者常有异位 ACTH 分泌或皮质醇分泌型肾上腺肿瘤

病例 12：人格改变

病　史

患者女性，62 岁，因意识错乱和暴躁易怒就诊于家庭医生。患者的丈夫认为其于过去 3~4 周变得意识错乱和暴躁易怒。患者承认自己易怒这一变化，同时自述有时出现记事困难。无相关病史。

系统回顾中，患者自述近 2 个月来时有一些非特异性的背部疼痛，下胸部尤为明显，且疼痛逐渐加重。否认发病前有外伤史，自服对乙酰氨基酚和布洛芬后疼痛可部分缓解。患者发现有轻度腹部不适和便秘，并将此归结为治疗背痛药物的副作用。无其他药物服用史，无吸烟、饮酒史。

体格检查

患者的面色轻度苍白。无腹部压痛。肠鸣音正常。下部胸椎处局限性压痛。

辅助检查

- 患者的实验室检查结果如表 12.1 所示

表 12.1　患者的实验室检查结果

项目	结果	正常参考值
血红蛋白	9.9g/dL	11.7~15.7g/dL
白细胞	3.2×10^9/L	（3.5~11.0）$\times 10^9$/L
血小板	112×10^9/L	（150~440）$\times 10^9$/L
血清钠	140mmol/L	135~145mmol/L
红细胞沉降率（ESR）	96mm/h	<10mm/h
血清钾	3.8mmol/L	3.5~5.0mmol/L
尿素氮	7.5mmol/L	2.5~6.7mmol/L
肌酐	131μmol/L	70~120μmol/L
随机血糖	5.1mmol/L	4.0~6.0mmol/L

问　题

- 患者最可能的诊断是什么？
- 需要做哪些进一步检查？

回答 12

多条线索表明该患者的健康出现了严重问题。患者表现出人格变化、背部疼痛、腹痛和便秘等多种症状。腹部疼痛和便秘可能与鸦片类镇痛药相关而不是对乙酰氨基酚和布洛芬。化验结果显示血红蛋白、白细胞和血小板值异常减小，并且有轻度肾功能异常。

血液检查表明骨髓存在问题，这可能和胸椎骨的压痛相关。患者的人格改变、腹部症状以及可能存在的骨髓问题，增加了高钙血症的可能性，它可以解释所有上述表现。

高钙血症的临床表现包括意识错乱、注意力不集中、疲劳、肌肉无力、腹痛、恶心、便秘、烦渴、多尿症、脱水、肾结石、高血压、短 QT 心电图、骨骼的变化（囊性纤维性骨、褐色瘤）。

90% 的高钙血症患者与原发性甲状旁腺功能亢进或恶性肿瘤相关，其中肿瘤以多发性骨髓瘤常见。其他原因如下。

> !
>
> - 结节病
> - 鳞状细胞肺癌产生异位激素
> - 三发性甲状旁腺功能亢进症（肾衰竭）
> - 甲状腺毒症
> - 维生素 D 中毒
> - 噻嗪类利尿剂（轻度高钙血症）
> - 肾上腺功能障碍
> - 肺结核

检查结果提示骨髓抑制，骨痛表明恶性肿瘤的可能。红细胞沉降率增高可与任何一种浸润性恶性肿瘤相关，但在多发性骨髓瘤中更为突出。

该患者的检查重点是明确高钙血症以及寻找背部疼痛的原因。分析血清钙时，测量血清白蛋白并由异常的白蛋白校正钙水平。血清磷酸盐检测也有临床意义，通常其在甲状旁腺功能亢进时减低而在恶性肿瘤时增高。高钙血症时，除非有甲状旁腺功能亢进，甲状旁腺激素水平会低于正常。

本病例中，血清钙和磷酸盐都增高，胸椎和颅骨 X 线片（图 12.1）显示，多发性骨髓瘤典型的溶解性骨病变 X 线平片优于放射性同位素骨扫描，后者可能无法从其他典型恶变的成骨细胞的放射性同位素叠加中显示出热点。

血清蛋白电泳证实了该诊断，在 γ 区出现了一个单克隆条带，骨髓活检显示异常的浆细胞聚集。每年 100 000 个成年人中有 1~4 个患骨髓瘤，予以类固醇、化疗和干细胞移植治疗，通常能缓解但很少治愈。

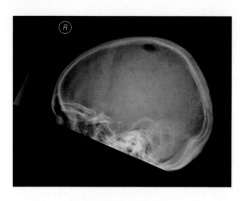

图 12.1　头颅 X 线片

要点

 •高钙血症的症状通常是结石、骨骼和腹部疼痛及精神不适，但这些症状可能是非特异性的

 •背部疼痛在伴随有其他症状，如神经系统体征或检查结果提示肿瘤、感染时，需要进一步检查明确

神经系统疾病

病例 13：单手无力

病 史

患者男性，67 岁，因左手无力及肌肉萎缩就诊于家庭医师，后转诊于神经科医生。患者的左手肌肉无力伴肌肉萎缩，使用螺丝刀等活动后肌无力加重，同时伴有前臂肌肉抽搐。近期进食流食时偶有呛咳。既往高血压病史 15 年，心肌梗死病史 3 年，长期服用辛伐他汀、阿司匹林、阿替洛尔。患者为退休大学讲师，与妻子同住，育有两子，均已成年。无吸烟史，有饮酒史，每周饮用 1 瓶葡萄酒。

查 体

血压：146/88mmHg。心、肺、腹部查体均未见明显异常。双上肢肌肉萎缩，左手为著，双侧前臂均可见肌束震颤。左手肌力明显减退，右手肌力轻度减退。肌张力正常。双侧肱二头肌、肱三头肌反射活跃，未见感觉减退。有轻度构音障碍。

问 题

- 患者可能的诊断是什么？
- 预后如何？

回答 13

该患者有下运动神经元受累的证据，表现为双手肌肉无力、肌肉萎缩、肌束震颤，最可能的诊断是运动神经元病。这是一种病因不明的神经变性病，主要影响脊髓运动神经元、颅神经核、皮质运动区，好发年龄为 50～70 岁。

运动神经元病最常见的症状是单手或上肢肌肉无力、肌肉萎缩，肌无力症状在用力活动后更明显。前臂肌肉痛性痉挛在疾病早期常见。患者还可表现为下肢无力、构音障碍、吞咽困难。肌束震颤是此类患者的特征性体征，是由于下运动神经元损伤后肌束失神经支配引起，表现为部分肌束不规则的快速收缩。该患者的腱反射活跃，是由皮层运动神经元缺失引起。无感觉障碍。

运动神经元病分为以下 5 种类型：

- 肌萎缩侧索硬化（最常见，上、下运动神经元）
- 原发性侧索硬化（上运动神经元）
- 进行性肌肉萎缩（下运动神经元）
- 进行性延髓麻痹（延髓以下运动神经元）
- 假性延髓性麻痹（延髓以上运动神经元）

疾病晚期诊断比较容易，但在疾病早期诊断较困难。活动后肢体无力症状加重可能与重症肌无力混淆。老年患者出现构音障碍和吞咽困难更常见的原因是脑血管病引起的假性延髓性麻痹。颈髓病变是引起不伴感觉缺失的上肢肌萎缩和肌束震颤的另一个常见病因。外伤或者肺尖肿瘤（肺上沟瘤）侵入引起的臂丛神经损伤可只影响单侧上肢。运动功能受累为主的周围神经病常引起对称性肌无力和反射减弱。

遗憾的是，运动神经元病是一种进行性加重且不可治愈的疾病。患者逐渐发展为下肢痉挛性瘫痪，延髓性麻痹可引起构音障碍和吞咽困难。括约肌功能以及智力通常不受累。

对于此类疾病目前临床上尚无有效的治疗方法。患者发病后的平均生存期为 2～4 年。患者和家属有对疾病诊断和预后的知情权。可采用多学科联合对症支持治疗。随着疾病的进展，计算机关联设备对于言语交流功能恶化的患者可提供一定帮助。肠内营养可提供足够的能量支持。对于发生呼吸衰竭的患者，可给予无创通气，但是患者常死于支气管肺炎。

要点

- 运动神经元病常以单侧上肢的肌肉无力和肌肉萎缩起病
- 肌束震颤是此类疾病的特征性表现
- 无感觉障碍可协助鉴别诊断

病例 14：复视

病 史

患者女性，43 岁，因复视 3 个月就诊于家庭医生。患者 3 个月前出现复视、自觉抬头困难，夜间尤甚，咀嚼困难影响进食。她的丈夫及朋友发现其音量逐渐减弱，近 6 个月体重下降 3kg。既往体健，与丈夫及 3 个孩子一起生活。无吸烟史，饮酒量约 15 个酒精单位/周。患病来未行正规药物治疗。

体格检查

患者的一般状况可，心、肺、腹部检查无异常。神经系统查体：双眼睑下垂，持续向上凝视后加重。瞳孔对光反射、眼球运动及眼底检查正常。肌力正常，疲劳试验阳性。肌张力、共济、反射及感觉正常。

问 题

- 患者可能的诊断是什么？
- 主要鉴别诊断有哪些？
- 如何进一步检查和治疗？

回答 14

该患者的全身无力症状归因于重症肌无力。重症肌无力是由于乙酰胆碱受体抗体介导的神经－肌肉接头传递障碍的一种疾病，主要影响眼外肌、延髓肌及颈肩部肌肉。重复运动后突触前膜末端释放乙酰胆碱耗竭加重肌无力症状。常缓慢起病，上睑下垂常伴有由眼外肌麻痹所致的复视。患者疲劳时言语无力。症状具有晨轻暮重的特点。部分肌群可进展为永久性麻痹，重症患者可出现呼吸衰竭。

> **！全身肌无力的鉴别诊断**
>
> - 运动神经元病：临床主要表现为肌束震颤以及后期显著的肌无力
> - 肌营养不良：表现为在特殊疾病中特定部位的肌无力（如：面肩肱型肌营养不良症）。常有家族史
> - 强直性肌营养不良：可引起眼睑下垂，咀嚼肌、颞肌、胸锁乳突肌及远端肌肉萎缩。具有前额部秃顶、面容呆板、斧状脸等面部特征。可伴有性腺萎缩及精神发育迟滞。常有家族史，肌电图（electrocardiogram，EMG）检查具有诊断意义
> - 多发性肌炎：急性或慢性起病。常伴有皮疹及关节痛。肌酸激酶水平升高，肌肉活检可鉴别
> - 其他原因所致的肌病：甲状腺功能亢进、甲状腺功能减退、库欣综合征、酒精相关性肌病
> - 恶性肿瘤非转移相关的肌无力：10% 的重症肌无力常合并胸腺瘤；Lambert-Eaton 肌无力综合征与小细胞肺癌相关

该患者应该由神经科医生接诊。EMG 示高频重复电刺激阳性。静脉注射依酚氯铵（腾喜龙）数分钟后肌力可明显增加。应检测血液中乙酰胆碱受体抗体（90% 阳性）。行胸部 CT 检查确认是否有胸腺瘤或者肺癌。糖皮质激素为药物治疗首选，抗胆碱酯酶药物能有效提高肌力但同时存在诸多副作用。对于不伴胸腺瘤且诊断重症肌无力的患者，5 年内行胸腺切除术也是有效的治疗方法。

> 要点
>
> - 重症肌无力是肌肉病态疲劳的病因之一
> - 重症肌无力早期常为某些特定肌群受累

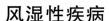

风湿性疾病

病例 15：膝关节疼痛

病　史

患者男性，35 岁，因右膝关节肿痛 36h 急诊入院。患者急性发病，快速进展，同时出现全身不适及双眼疼痛。既往无膝关节外伤史及关节相关疾病，无其他病史。已婚，育有 2 子。无吸烟史，饮酒量 15 个酒精单位/周。职业为商人，3 周前曾去泰国出差。

体格检查

体温：38℃。双眼发红，手掌和足底可见褐色斑疹。心血管系统、呼吸系统、腹部及神经系统查体无明显异常。右膝屈曲受限，局部肿胀、发热，压痛阳性。余关节查体无异常。

辅助检查

- 患者的实验室检查结果如表 15.1 所示
- 患者的膝关节 X 线片示关节周围软组织肿胀

表 15.1　患者的实验室检查结果

项目	结果	正常参考值
血红蛋白	13.8g/dL	13.3 ~ 17.7g/dL
平均细胞体积（MCV）	87fL	80 ~ 99fL
白细胞	13.6×10^9/L	$(3.9 ~ 10.6) \times 10^9$/L
血小板	345×10^9/L	$(150 ~ 440) \times 10^9$/L
红细胞沉降率（ESR）	64mm/h	< 10mm/h
血清钠	139mmol/L	135 ~ 145mmol/L
血清钾	4.1mmol/L	3.5 ~ 5.0mmol/L
血尿酸	5.2mmol/L	2.5 ~ 6.7mmol/L
肌酐	94μmol/L	70 ~ 120μmol/L

尿常规检查：尿蛋白（-）；尿潜血（-）；尿糖（-）
血培养：阴性

问　题

- 患者的诊断及主要鉴别诊断是什么？
- 如何进一步检查和治疗？

回答 15

患者的临床表现为单关节病变、皮疹及眼部红肿。血液检查示白细胞及红细胞沉降率升高。该患者的诊断为感染后黏膜炎和关节炎，也称作反应性关节炎或者 Reiter 综合征。该患者表现为典型的三联征（尽管三联征同时出现并不常见）：

- 血清阴性关节炎常累及下肢关节
- 结膜炎
- 非特异性尿道炎

该病的始发因素常为非淋球菌尿道炎（沙眼衣原体）或肠道感染（志贺菌、沙门菌、耶尔森菌和弯曲杆菌）。该患者考虑是在泰国冶游后感染非特异性尿道炎。经直接询问，患者承认尿道有异常分泌物。急性反应性关节炎的典型表现为单关节炎但可进展为慢性、复发性关节炎，常累及膝、踝、足，并可能发展为骶髂关节炎和脊柱炎，也可有跟腱炎或足底筋膜炎。双眼发红归因于结膜炎和前葡萄膜炎，并可能随着关节炎的复发而反复出现。患者手掌出现的皮疹是本病特征性的棕褐色斑疹。本病的其他临床表现还包括甲周营养不良和环状龟头炎。系统性表现可出现心包炎、胸膜炎、发热及淋巴结病变。常伴有红细胞沉降率加快。

❗ 急性单关节炎的鉴别诊断

- 淋病性关节炎：偶有多关节、小关节（腕关节、手）受累，常伴有脓疱疹
- 急性脓毒性关节炎：患者会有脓毒症表现，关节周围皮肤出现红斑
- 其他血清阴性关节炎：强直性脊柱炎，银屑病关节炎
- 病毒性关节炎：常表现为多关节炎
- 急性类风湿关节炎：常表现为多关节炎
- 急性痛风：常累及跖趾关节
- 假性痛风：由焦磷酸盐沉积所致，老年人多发，常表现为大关节受累
- 莱姆病（Lyme disease）：常有蜱虫叮咬后包柔螺旋体感染，伴有特征性慢性游走性皮肤红斑
- 出血性关节炎：常伴有外伤史或凝血功能障碍

该患者应该进行尿道拭子检查以排除衣原体或淋球菌感染，并给予适当的抗生素治疗。行膝关节穿刺抽取关节液，行革兰氏染色排除化脓性感染。偏振光显微镜检查尿液有无尿酸盐或焦磷酸盐结晶形成，排除痛风和假性痛风。治疗上应给予非甾体抗炎药（non-steroidal anti-inflammatory drugs，NSAIDs）缓解疼痛，关节腔注射或口服激素。对于激素抵抗的患者可应用柳氮磺胺吡啶。如果症状复发，应建议至风湿专科就诊。建议患者及其配偶去性病门诊行进一步检查以排除乙型肝炎、艾滋病、梅毒等其他性传播疾病。

要点

- 急性化脓性单关节炎和血清阴性关节炎的临床特征相似
- 脓毒性关节炎可以导致快速关节破坏和脓毒血症，需要紧急处理

病例 16：膝关节肿痛

病　史

患者女性，80 岁，因左膝关节肿痛 2d 就诊于家庭医生。患者 2d 前出现左膝关节肿胀、发热，活动时疼痛。既往有轻度髋部骨关节炎，偶有消化不良和胃部烧灼感。6 个月前曾做过全身体检，除血压升高外其余一切正常（当时血压 172/102mmHg），血肌酐正常高限。之后 4 周内多次测量血压均持续偏高，即开始服用苄氟噻嗪 2.5mg/d 降血压治疗，近日复测血压为 148/84mmHg。家族史中无类似疾病史。无吸烟史，饮酒量 4 个酒精单位/周。偶尔服用对乙酰氨基酚治疗髋关节疼痛。

体格检查

体温：37.5℃；脉搏：88/min；血压：142/86mmHg。眼部 2 级高血压性视网膜病变。心、肺查体未见明显异常。双手远端指间关节可见赫伯登结节（Heberden 结节）。左膝关节肿胀、局部皮温高，浮髌试验阳性，屈曲超过 90°后疼痛明显；右膝关节无异常。

辅助检查

- 患者的实验室检查结果如表 16.1 所示
- 患者的双膝关节 X 线检查结果如图 16.1 所示

表 16.1　患者的实验室检查结果

项目	结果	正常参考值
血红蛋白	12.1g/dL	11.7~15.7g/dL
白细胞	12.4×10⁹/L	(3.5~11.0)×10⁹/L
血小板	384×10⁹/L	(150~440)×10⁹/L
红细胞沉降率（ESR）	48mm/h	<10mm/h
血清钠	136mmol/L	135~145mmol/L
血清钾	3.6mmol/L	3.5~5.0mmol/L
尿素氮	7.3mmol/L	2.5~6.7mmol/L
肌酐	116μmol/L	70~120μmol/L
血糖	10.8μmol/L	4.0~6.0μmol/L

问　题

- 患者可能的诊断是什么？
- 如何治疗？

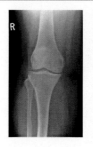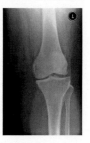

图 16.1　双膝关节 X 线片

回答16

患者的临床表现为急性单关节炎。既往有髋关节疼痛病史。髋部疼痛及双手赫伯登结节在老年人骨关节炎患者中常见。血液检查示白细胞计数升高、ESR 增快，血糖偏高，肾功能正常高限。

> **！ 膝关节疼痛的鉴别诊断**
>
> 鉴别诊断包括：外伤、脓毒性关节炎、痛风及假性痛风

患者近期应用的针对高血压病的噻嗪类利尿剂容易导致痛风的发生。假性痛风多由焦磷酸钙沉积于膝关节，关节软骨钙化所致。患者的双膝关节 X 片示双膝关节间隙变窄，但未发现关节软骨部位钙质沉积。发热、白细胞升高、ESR 增快符合急性痛风的特点。血糖升高可能也是噻嗪类利尿剂的副作用导致。如果在关节症状缓解后血糖仍偏高，则需要进一步治疗。噻嗪类药物导致的痛风常见于老年女性，特别是肾功能障碍和糖尿病患者，临床上可累及手掌多关节及存在赫伯登结节的关节部位。

该病常伴有血尿酸升高，但大多情况下血尿酸升高并不伴有急性痛风性关节炎的症状。确诊需要通过关节腔穿刺对关节液进行检查，行关节液培养及应用特殊的偏振光显微镜检查尿酸盐结晶。急性感染性关节炎常伴有白细胞计数升高。偏振光显微镜下可见针样白色高亮尿酸盐晶体，而在双折射偏振光下呈阴性，与之相反，焦磷酸盐晶体在双折射偏振光下呈阳性。

该患者在行膝关节抽液后疼痛症状部分缓解。考虑患者既往有胃部烧灼感和消化不良，在应用质子泵抑制剂基础上给予 NSAIDs 治疗。停用噻嗪类利尿剂，换用血管转换酶抑制剂控制其高血压后血糖趋于平稳。在痛风性关节炎急性期可考虑短期应用醋酸泼尼松，停用噻嗪类药物后如果血尿酸仍偏高可应用黄嘌呤氧化酶抑制剂如别嘌呤醇治疗。

> 要点
>
> - 应详细询问患者的既往用药史
> - 噻嗪类利尿剂可导致糖尿病和痛风发作，尤其在老年患者中更为常见

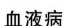

血液病

病例17：易发瘀斑

病　史

患者女性，68岁，因腿部自发性瘀斑3周就诊于家庭医生。3周前患者出现明显的腿部瘀斑，否认任何创伤史。曾多次鼻出血。自感乏力及活动后气短。无明显既往病史。无凝血功能障碍相关家族史。无吸烟史，交际性少量饮酒。

体格检查

腿部多处紫癜，腹部和手臂也可见但程度较轻。紫癜病变的颜色不同，从紫黑色到黄色。结膜苍白。口中有两个水疱，牙龈有自发性出血。眼底检查发现视网膜有多处小出血。血压118/72mmHg。心、肺、腹部查体无明显异常。

辅助检查

• 患者的实验室检查结果如表17.1所示

表17.1　患者的实验室检查结果

项目	结果	正常参考值
血红蛋白	5.8g/dL	11.7～15.7g/dL
平均红细胞体积（MCV）	83fL	80～99fL
白细胞	14.1×10^9/L	（3.5～11.0）×10^9/L
血小板	9×10^9/L	（150～440）×10^9/L
血清钠	139mmol/L	135～145mmol/L
血清钾	4.6mmol/L	3.5～5.0mmol/L
尿素氮	4.4mmol/L	2.5～6.7mmol/L
肌酐	85μmol/L	70～120μmol/L
血糖	4.3mmol/L	4.0～6.0mmol/L

凝血筛查：正常

问　题

• 患者的鉴别诊断有哪些？
• 如何进一步检查和治疗？

回答 17

贫血、中性粒细胞减少和血小板减少被称为全血细胞减少症。严重的全血细胞减少症的病因包括：再生障碍性贫血，维生素 B_{12} 或叶酸缺乏，骨髓发育不良或白血病等血液恶性肿瘤，以及肺结核。

该女性患者的自发性瘀斑源于急性髓性白血病（acute myeloid leukaemia, AML）。患者有严重的血小板减少症，血小板计数 $9 \times 10^9 /L$。出血或瘀斑的原因在于血小板、凝血功能或血管异常。血小板或者血管壁缺陷导致皮肤和黏膜自发或创伤即刻出现紫癜。创伤史的缺乏和频繁严重的瘀伤增加了出血素质的可能性。通常血小板功能异常导致即刻出血，而凝血功能障碍导致的出血和血肿往往在创伤一段时间后发生。出血的发病年龄可区分先天性和（后天）获得性原因，出血发生在晚年提示为获得性，家族史可用以明确可能的情况如血友病。瘀伤的分布也有助于诊断；血小板减少性紫癜在脚踝和压力区域最明显；视网膜出血多发生于严重的血小板减少和贫血患者；老年性紫癜和类固醇诱发的瘀伤主要发生在前臂和手背部；Henoch 型过敏性紫癜通常发生在四肢和臀部的伸侧；维生素 C 缺乏病引起的出血多发生于牙龈和毛囊周围。儿童的非意外性伤害可表现为瘀伤。采集饮食史和用药史很重要，可引起瘀伤的药物包括抗凝剂、抗血小板药物和类固醇。

瘀点是小毛细血管出血，特征性地成批发生于静脉压增加的区域，如身体的低垂部位。瘀点是最小的出血病变（针头大小），提示血小板数量或功能存在问题。紫癜在尺寸上比瘀点大，形状各异，并包括皮下组织浸血。紫癜可见于各种凝血功能障碍，包括血小板减少、凝血级联障碍。可触性紫癜可见于如 Henoch 型过敏性紫癜的血管炎进程中。

AML 是最常见的成人急性白血病，平均发病年龄为 65 岁。通常情况下 AML 患者所表现出的症状与全血细胞减少的并发症有关（如贫血、中性粒细胞减少和血小板减少），包括虚弱、呼吸困难和易疲劳，不同程度的感染和（或）出血如牙龈出血、瘀斑、鼻出血或月经过多。大多数患者的外周血涂片上有幼稚细胞，骨髓检查能证实诊断。骨髓标本中，幼稚细胞应至少占细胞总数的20%以上。

该患者应转诊至血液科。如果有明显的出血或血小板计数小于 $15 \times 10^9 /L$，常予以静脉输注血小板以防止严重自发性出血发生。初步检查包括外周血涂片检查和骨髓穿刺。

> 要点
>
> • 详细的病史和体格检查有助于易发瘀斑的诊断。应询问患者相关的创伤史，瘀伤的位置和严重程度，既往出血史，营养、用药和家族史
>
> • 有外周幼稚细胞的全血细胞减少症的鉴别诊断包括：AML、骨髓发育不良、慢性髓性白血病急性发作、混合表型急性白血病、叶酸或维生素 B_{12} 缺乏和粟粒性肺结核

病例18：疲劳、呼吸困难和头痛

病　史

患者女性，63岁，因极度疲劳就诊于家庭医生。患者1年来自感疲劳渐进性加重，近几周出现劳力性呼吸困难伴头晕、头痛，双脚麻木，且出现站立不稳。既往无明显疾病。她是一名退休教师，独居。近2年坚持锻炼，每天步行3～4英里（1英里=1.609km）。无吸烟史，饮酒量约15个酒精单位/周。无规律服药史。母亲和两姐妹中的一个患甲状腺疾病。

体格检查

体温：37.8℃；脉搏：96/min，脉律齐；血压：142/72mmHg。患者的结膜苍白，巩膜黄染。心、肺、腹部查体均正常。上下肢存在对称性远端无力，膝反射和踝反射消失，足底伸肌反应阳性。感知缺失呈手套袜套样分布，关节位置觉缺失严重。

辅助检查

• 患者的实验室检查结果如表18.1所示

表18.1　患者的实验室检查结果

项目	结果	正常参考值
血红蛋白	4.2g/dL	11.7～15.7g/dL
平均红细胞体积（MCV）	112fL	80～99fL
白细胞	3.3×10^9/L	（3.5～11.0）$\times 10^9$/L
血小板	102×10^9/L	（150～440）$\times 10^9$/L
血清钠	136mmol/L	135～145mmol/L
血清钾	4.4mmol/L	3.5～5.0mmol/L
尿素氮	5.2mmol/L	2.5～6.7mmol/L
肌酐	92μmol/L	70～120μmol/L
血糖	4.4mmol/L	4.0～6.0mmol/L
总胆红素	45mmol/L	3～17mmol/L
丙氨酸氨基转移酶	33IU/L	5～35IU/L
碱性磷酸酶	263IU/L	30～300IU/L

问　题

• 患者的诊断是什么？

• 如何进一步检查和处理？

回答 18

该患者有维生素 B_{12} 缺乏导致的严重大细胞性贫血和神经系统体征。备选诊断包括甲状腺功能减退或叶酸缺乏症。虽然有甲状腺疾病家族史，然而，对甲状腺功能减退而言，该患者的贫血表现太严重。甲状腺功能减退或叶酸缺乏难以解释神经系统体征。

大细胞性贫血的鉴别诊断：

- 叶酸缺乏
- 过量饮酒
- 甲状腺功能减退
- 某些药物，如硫唑嘌呤、氨甲蝶呤
- 原发获得性铁粒幼细胞贫血、骨髓增生异常综合征

贫血导致组织氧合功能降低，症状包括头痛、疲劳、呼吸困难和眩晕，黏膜苍白。严重的维生素 B_{12} 缺乏引起周围神经病变以及脊髓后柱和锥体束亚急性变性，导致感知觉受损、行走困难。周围神经病变和锥体束受累造成踝反射消失、足趾背伸（病理征阳性）。在最极端的情况下，可导致截瘫、视神经萎缩和痴呆。

维生素 B_{12} 由微生物合成，通过摄取被细菌沾染的动物或蔬菜品获得。机体摄入的维生素 B_{12} 与胃壁细胞合成的内因子结合，然后在回肠末端吸收。维生素 B_{12} 缺乏最常见于胃的原因（自身免疫性萎缩性胃炎导致的恶性贫血；全胃切除术），小肠细菌过度繁殖破坏了内因子，或者回肠末端吸收不良（外科切除术、克罗恩病）。

该患者的维生素 B_{12} 缺乏最可能的原因是恶性贫血。恶性贫血是一种自身免疫性疾病，产生的抗体抑制了胃中内因子与维生素 B_{12} 结合，未与内因子结合的维生素 B_{12} 不能在回肠末端被吸收。恶性贫血中，红细胞平均体积（MCV）可以上升到 100～140fL，血涂片可见椭圆形大红细胞。网织红细胞计数呈现与贫血程度不相符的低水平。白细胞数常中度减少。血清胆红素通常会有轻微上升，造成患者 "柠檬黄" 肤色。

应询问详尽的饮食史。不摄入任何动物产品的素食者经常出现亚临床维生素 B_{12} 缺乏。应测量血清维生素 B_{12} 和叶酸水平，并化验内因子和壁细胞抗体。对于恶性贫血，内因子抗体实际上是特异性的，但只有约 50% 的病例具备该特异性抗体。85%～90% 的恶性贫血患者存在壁细胞抗体，但壁细胞抗体也可见于其他原因造成的萎缩性胃炎患者。可采用放射性 B_{12} 吸收测试（Schilling 测试）区分缺乏原因在于胃还是肠道。治疗的关键是肌内注射维生素 B_{12} 快速纠正维生素 B_{12} 缺乏，避免心脏衰竭和进一步的神经损伤。

! 大细胞性贫血的鉴别诊断

- 叶酸缺乏
- 过量饮酒
- 甲状腺功能减退
- 某些药物，如硫唑嘌呤、氨甲蝶呤
- 原发获得性铁粒幼细胞贫血、骨髓增生异常综合征

🔑要点

- 不吃乳制品的严格素食者可能发生维生素 B_{12} 缺乏
- 典型神经系统体征是腿部位置和振动觉障碍、反射消失和足底伸肌反应
- 应避免过度输血，因为在维生素 B_{12} 缺乏的情况下，输血过量可以引发心力衰竭

传染病

病例 19：发热 3d

病　史

患者男性，24 岁，因间断发热 3d 就诊于家庭医生。发热第一天感觉身体虚弱，而到第三天时感到全身不适，发热、发冷伴寒战，且大汗淋漓，持续约 2.5h，之后感觉虚脱及严重不适，食欲消退。

患者 18 岁时患传染性单核细胞增多症，4 年前有肝炎病史。吸烟 15 ~ 20 支/天，偶尔吸食大麻，否认静脉药物滥用史，饮酒量 14 个酒精单位/周。除预防疟疾的药物外未服用其他药物。否认同性性生活史，每年有多次异性性生活史，均有采取保护措施。患者 6 周前工作于尼日利亚一家石油公司，期间未生病，3 周前从尼日利亚返回，已按惯例完成疟疾预防。

体格检查

脉搏：94/min；血压：118/72mmHg。一般状态差。未闻及心脏杂音。呼吸系统未见异常。左上腹部压痛，浅表淋巴结未触及肿大。

辅助检查

- 患者的实验室检查结果如表 19.1 所示

表 19.1　患者的实验室检查结果

项目	结果	正常参考值
血红蛋白	11.1g/dL	13.3 ~ 17.7g/dL
平均红细胞体积（MCV）	97fL	80 ~ 99fL
白细胞	9.4×10^9/L	$(3.9 \sim 10.6) \times 10^9$/L
中性粒细胞	6.3×10^9/L	$(1.8 \sim 7.7) \times 10^9$/L
淋巴细胞	2.9×10^9/L	$(1.0 \sim 4.8) \times 10^9$/L
血小板	112×10^9/L	$(150 \sim 440) \times 10^9$/L
血清钠	134mmol/L	135 ~ 145mmol/L
血清钾	4.8mmol/L	3.5 ~ 5.0mmol/L
尿素氮	4.2mmol/L	2.5 ~ 6.7mmol/L
肌酐	74μmol/L	70 ~ 120μmol/L
碱性磷酸酶	76IU/L	30 ~ 300IU/L
丙氨酸氨基转移酶	33IU/L	5 ~ 35IU/L
γ - 谷氨酰转肽酶	42IU/L	11 ~ 51IU/L
胆红素	28mmol/L	3 ~ 17mmol/L
血糖	4.5mmol/L	4.0 ~ 6.0mmol/L

尿常规检查：尿蛋白（-）；尿潜血（-）；尿糖（-）

问　题

- 患者的血涂片有哪些可能异常的表现？
- 患者最可能的诊断是什么？
- 如何进一步检查和治疗？

回答 19

该患者的血液检查结果中胆红素增加、肝酶正常，轻度贫血伴 MCV 正常高值，提示溶血性贫血可疑，近期暂居尼日利亚增加了在此地获病的可能。这类在几周后引起发热的疾病最常见的是疟疾，潜伏期通常为 12～14d，更长时间的潜伏期见于半免疫状态人群及疟疾预防不完善的个体。轻度贫血和血小板计数减低为本病的典型特征。未进行免疫预防的疟疾患者数天后可表现出轻度的肝脾大。

确诊需要对血涂片进行专业的检查。

发热及寒战是这位 24 岁男性患者的重要特征，未表现出其他特殊症状。患者的一般状况差，心动过速，可能是由于脾脏增大引起的左上腹部压痛。未规律进行疟疾预防。即使进行了规律的预防治疗，但患者目前的情况应考虑预防治疗没能够完全保护患者免于疟疾。询问患者在尼日利亚时的具体居住地以及是否有蚊虫叮咬史，可进一步评估危险因素。使用蚊帐等避免被蚊虫叮咬，喷洒驱虫剂，以及适当的衣着等防护措施也是预防的重要部分。

患者近期没有静脉药物滥用史或高风险性接触史，然而并不能排除 HIV 感染。HIV 血清转换时会引起发热，但不至于这么严重。HIV 感染后艾滋相关疾病的淋巴细胞计数往往较低，而本例患者的淋巴细胞计数正常。其他病毒或细菌感染也有可能，但又难以解释检查结果中部分正常值。

外周血涂片瑞氏－吉姆萨染色是疟疾的诊断性试验。本例结果显示约 10% 的红细胞中找到疟原虫。治疗需要考虑患者旅居地区（尼日利亚）对疟疾的可能耐药模式，可电话咨询当地微生物部门或热带病专科医院以获取最新的治疗建议。热带疟疾因对氯喹广泛耐药，其治疗往往选用硫酸奎宁。奎宁疗程结束时给予单剂量凡西达（Fansidar，乙胺嘧啶和磺胺多辛）以彻底根除疟原虫。但是，奎宁的耐药也越来越多，青蒿素衍生物逐渐成为治疗热带疟的一线药物。多数病例会出现低钠血症和低血糖，该患者的血清钠处于临界低值。严重并发症多发于恶性疟原虫疟疾，包括脑型疟疾、累及肺部、严重溶血以及急性肾衰竭。

 要点

- 尚无明确的疟疾预防策略
- 旅居于疟疾流行地区，回来后出现发热的患者，未证实其他可能病因时应主要考虑疟疾
- 治疗需在热带疾病诊疗中心的专业指导下进行
- 在疟原虫种类不明确或者存在混合感染时，按照恶性疟疾处理

病例20：发热伴全身乏力

病 史

患者女性，54岁，因发热伴全身乏力，伴干咳5~6d就诊。患糖尿病40年，予以胰岛素控制，同时有高血压，予以氨氯地平治疗。患者的肾功能逐渐恶化并于18个月前接受了肾移植，曾有3次排斥反应，予以强化免疫抑制治疗。一直服用复方磺胺甲噁唑，但在移植后12个月停用。

体格检查

体温：38℃；脉搏：86/min；呼吸：20/min；血压：132/82mmHg；氧饱和度：96%。心血管及呼吸系统查体未见异常发现。移植肾脏无压痛，无淋巴结肿大。

辅助检查

- 患者的实验室检查结果如表20.1所示
- 患者的胸部X线检查结果正常

表 20.1 患者的实验室检查结果

项目	结果	正常参考值
血红蛋白	12.8g/dL	13.3~17.7g/dL
平均红细胞体积（MCV）	89fL	80~99fL
白细胞	8.2×10^9/L	$(3.9 \sim 10.6) \times 10^9$/L
中性粒细胞	7.6×10^9/L	$(1.8 \sim 7.7) \times 10^9$/L
淋巴细胞	0.2×10^9/L	$(0.6 \sim 4.8) \times 10^9$/L
单核细胞	0.2×10^9/L	$(0.6 \sim 1.0) \times 10^9$/L
血小板	221×10^9/L	$(150 \sim 440) \times 10^9$/L
血清钠	134mmol/L	135~145mmol/L
血清钾	4.3mmol/L	3.5~5.0mmol/L
尿素氮	7.2mmol/L	2.5~6.7mmol/L
肌酐	141μmol/L	70~120μmol/L
胆红素	16mmol/L	3~17mmol/L
丙氨酸氨基转移酶	29IU/L	5~35IU/L
γ-谷氨酰转肽酶	53IU/L	11~51IU/L
碱性磷酸酶	251IU/L	30~300IU/L

尿常规检查：尿蛋白（-）；尿潜血（-）

给予患者对乙酰氨基酚治疗并嘱恶化时复诊。3d后，患者因发热、咳嗽加重，并出现呼吸困难而复诊。查体：体温为38.8℃，血压为122/78mmHg，脉搏为90/min，呼吸为26/min，氧饱和度为92%。

问 题

- 患者最可能的诊断是什么？
- 如何进一步检查和治疗？

回答 20

移植患者出现发热多与常见的病原体感染有关，但是在免疫抑制状态下机会性感染的概率增加，该病例的可能性更高，可能与针对排斥反应所采取的强化免疫抑制治疗有关。

干咳和气短症状表示存在呼吸系统感染。虽然除呼吸频率增快以外，查体呼吸系统无阳性发现，且初始的胸部 X 线检查结果正常，但是氧饱和度下降证实了肺部气体交换存在显著问题。

发热、干咳而无其他呼吸系统症状，进行性缺氧提示耶氏肺孢子菌肺炎的诊断。早期阶段胸部 X 线可呈正常表现，后期出现双肺中下肺野肺泡充盈阴影，但肋膈角区分布稀疏（图 20.1）。该患者服用复方磺胺甲噁唑预防肺囊虫感染，但却因为皮疹停服，这增加了感染的风险。

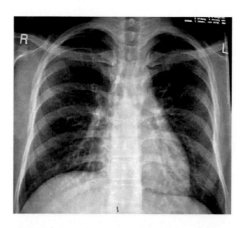

图 20.1　胸部 X 线片

该患者的首要检查是胸部 X 线。即使有痰，通常痰中也很难检出耶氏肺孢子虫，往往需要高张生理盐水诱导痰或者气管镜下肺泡灌洗来获取标本。

耶氏肺孢子菌是一种真菌，曾被称作卡氏肺囊虫。环境中很常见但在机体没有免疫抑制时不会引起感染。痰、肺泡灌洗液需要进行特异性染色如银染、高碘酸希夫染色或免疫荧光染色。

通常用高剂量的复方磺胺甲噁唑治疗。但该患者曾因皮疹停药，这表示需要选择其他的治疗药物，如氨苯砜和甲氧苄啶，或者克林霉素和伯氨喹，甚至是毒性更强的静脉喷他脒治疗。泼尼松龙常在早期用于存在明显低氧的病例。

要点

- 耶氏肺孢子菌广泛分布，但仅在免疫抑制患者中引起疾病
- 干咳、发热和气短是常见的症状，常有气促和明显的缺氧
- 诊断通常需要通过诱导痰或肺泡灌洗来获取标本

第二部分
一般自我评估病例

病例 21：疲劳

病　史

患者男性，55 岁，因疲劳逐渐加重就诊于家庭医生。18 个月前，患者自感乏力逐渐加重。患者从事律师职业，自述数次在办公室睡着，晚上 9 点半后无法保持清醒，然后一直睡到次日 7 点半。工作时难以集中注意力，每周的网球运动中断。患者 10 年前因首次婚姻破裂曾有过一段抑郁症病史。目前没有个人问题。既往无重大疾病病史。患者的哥哥于 13 岁时患 1 型糖尿病。直接问诊中，他提到便秘较前加重，但否认有任何腹痛或直肠出血。过去 1 年患者的体重增加 8kg。

体格检查

脉搏：56/min，脉律齐；血压：146/88mmHg。体重超重。面部皮肤干燥、呈鳞状。心、肺、腹部查体无明显异常。神经系统查体显示近端肌无力。

辅助检查

- 患者的实验室检查结果如表 21.1 所示

表 21.1　患者的实验室检查结果

项目	结果	正常参考值
血红蛋白	11.8g/dL	13.3 ~ 17.7g/dL
平均红细胞体积（MCV）	96fL	80 ~ 99fL
白细胞	4.3×10^9/L	$(3.9 ~ 10.6) \times 10^9$/L
血小板	154×10^9/L	$(150 ~ 440) \times 10^9$/L
血清钠	140mmol/L	135 ~ 145mmol/L
血清钾	4.4mmol/L	3.5 ~ 5.0mmol/L
尿素氮	6.4mmol/L	2.5 ~ 6.7mmol/L
肌酐	125μmol/L	70 ~ 120μmol/L
血糖	4.7mmol/L	4.0 ~ 6.0mmol/L
血清钙	2.48mmol/L	2.12 ~ 2.65mmol/L
磷酸盐	1.20mmol/L	0.8 ~ 1.45mmol/L
胆固醇	6.4mmol/L	3.9 ~ 6.0mmol/L
三酰甘油	1.4mmol/L	0.55 ~ 1.90mmol/L

尿常规检查：无异常

问　题

- 患者可能的诊断是什么？
- 如何进一步检查和处理？

回答 21

疲劳是一种很常见的生理和精神疾病症状，鉴别诊断广泛，包括癌症、抑郁症、贫血、肾衰竭和内分泌疾病。对本例患者，主要的鉴别诊断是抑郁症和甲状腺功能减退症。患者有抑郁症病史，但目前没有进一步发生抑郁症的明显诱因。患者并未表现出早上早醒或难以入睡等这些严重抑郁症时的常见症状。对本例患者有很多线索指向甲状腺功能减退症的诊断，隐匿性疲劳，注意力不集中，嗜睡加重，便秘和体重增加都是甲状腺功能减退症的特点。本例患者可能有家族史或既往自身免疫性疾病诊疗史，如 1 型糖尿病、白癜风或艾迪生病（Addison 病）。甲状腺功能减退的常见发病年龄是五六十岁，女性常见，女性的发病人数比男性大约多 5 倍。阻塞性睡眠呼吸暂停与甲状腺功能减退伴随出现，可能导致白天嗜睡和疲劳。

查体中面部外观、心动过缓的表现符合甲状腺功能减退的诊断。典型的甲状腺功能减退患者皮肤干燥、呈鳞状、湿冷并增厚，可能会有苍白面色中的颧颊潮红（草莓奶油面容）；头发通常脆弱和稀疏，外侧 1/3 的眉毛可能变薄；可能会出现心动过缓，因存在心包积液，难触及心尖搏动位置。甲状腺功能减退的一个特征性体征是足踝反射迟钝。其他可能伴随甲状腺功能减退的神经系统综合征包括腕管综合征、近端肌无力、小脑综合征或多发性神经炎。患者可能表现为精神疾病，包括精神病（黏液水肿性疯狂）。

化验检查中的提示性指标有轻度正色素正细胞性贫血、肌酐微高和高胆固醇血症。甲状腺功能减退时发生的贫血通常是正色素正细胞性或大细胞性，小细胞性贫血可能发生于月经过多。大细胞性贫血可能代表未明确的维生素 B_{12} 缺乏。甲状腺功能减退时，肾血流量减少，这可能导致肌酐略高于正常范围。

最严重的甲状腺功能减退症患者表现为黏液水肿性昏迷、心动过缓、呼吸减慢和严重的低体温，以及典型性地无震颤。

本例中，甲状腺功能化验表明促甲状腺激素（TSH）73mU/L（正常范围 < 6mU/L），游离甲状腺素（T_4）3pmol/L（正常范围 9～22pmol/L）。高 TSH 表明原发性甲状腺功能减退而非垂体功能减退。甲状腺功能减退最常见的原因是自身免疫性甲状腺炎（桥本甲状腺炎），患者应行甲状腺自身抗体检测。

❗ 甲状腺功能减退症的病因

- 垂体功能减退症
- 自身免疫性甲状腺炎
- 甲状腺切除术后
- 针对甲状腺毒症的放射性碘治疗术后
- 治疗甲状腺功能亢进药物：卡比马唑、甲硫氧嘧啶
- 胺碘酮、锂
- 膳食碘缺乏
- 遗传性酶缺陷

给予患者维持剂量为 $75 \sim 200 \mu g/d$ 的 T_4 进行治疗。通过临床表现和实验室评估 TSH 水平恢复正常范围来衡量药效。老年或冠心病患者应谨慎服用 T_4，因为 T_4 蓄积有诱发心肌缺血的风险。

> 要点
>
> - 出现疲劳症状的患者，鉴别诊断应考虑到甲状腺功能减退症
> - 对于此类患者，神经系统查体应该作为常规检查的一部分
> - 甲状腺功能减退的临床症状通常是非特异性的
> - 甲状腺功能减退症可能以特殊方式表现，如精神病或意识淡漠
> - 自身免疫性甲状腺炎是甲状腺功能减退症最常见的原因

病例 22：踝关节水肿

病 史

患者男性，72 岁，因双下肢无痛性水肿 2 个月就诊于家庭医生。2 个月前患者的下肢出现水肿，起于脚踝，逐渐波及小腿、大腿及生殖器，并伴晨起后面部浮肿。3 个月内体重增加 10kg。尿中泡沫增多，渐进性胸闷气短，否认胸痛。6 个月内无明显诱因出现皮肤瘀斑。既往高血压病史 13 年，规律服用阿替洛尔 50mg/d；4 年前被诊断出心肌梗死。吸烟 30 支/天，饮酒量 30 个酒精单位/周。患者的职业为重型卡车司机，已退休。配偶健在，无子女。

体格检查

心率：72/min，律齐；血压：166/78mmHg；颈静脉压力为 5cm。皮肤黏膜无黄染，无肝掌、蜘蛛痣（无明显慢性肝病体征）。心尖搏动范围正常，听诊心音正常，无明显杂音；双肺叩诊浊音。肝、脾、肾未见明显异常，腹部移动性浊音阳性。下肢至骶骨水平凹陷性水肿，阴茎和阴囊明显水肿，前臂和眼周可见瘀斑。神经系统查体未见明显异常。

辅助检查

• 患者的实验室检查结果如表 22.1 所示

表 22.1 患者的实验室检查结果

项目	结果	正常参考值
血红蛋白	10.7g/dL	13.3 ~ 17.7g/dL
平均红细胞体积（MCV）	95fL	80 ~ 99fL
白细胞	4.7×10^9/L	$(3.9 ~ 10.6) \times 10^9$/L
血小板	176×10^9/L	$(150 ~ 440) \times 10^9$/L
血清钠	138mmol/L	（135 ~ 145）mmol/L
血清钾	4.9mmol/L	（3.5 ~ 5.5）mmol/L
尿素氮	7.4mmol/L	（2.5 ~ 6.7）mmol/L
肌酐	112μmol/L	70 ~ 120μmol/L
血糖	4.7mmol/L	4.0 ~ 6.0mmol/L
白蛋白	16g/L	35 ~ 50g/L
胆固醇	15.2mmol/L	3.9 ~ 6.0mmol/L
三酰甘油	2.7mmol/L	0.55 ~ 1.90mmol/L

尿常规检查：尿蛋白（ + + + ）；尿潜血（ - ）
凝血筛查：正常

问 题

• 引起患者水肿的原因是什么？
• 患者可能的诊断是什么？
• 如何进一步检查和治疗？

回答 22

外周水肿多是由于局部淋巴或静脉回流障碍或心脏、肾脏、肺部、肝脏等疾病引起。非对称性水肿大多是由于局部障碍，而对称的双下肢水肿通常是由于某些疾病导致。凹陷性水肿需要与非凹陷性淋巴水肿相鉴别。用拇指按压局部约10s，松开后有凹陷出现即为凹陷性水肿。该患者有亚急性严重凹陷性水肿，主要的鉴别诊断有心力衰竭、肾衰竭、肾病综合征、慢性阻塞性肺疾病所致右心衰竭以及失代偿的慢性肝脏疾病。患者出现泡沫尿提示了肾病综合征的诊断，因为肾病综合征患者往往表现出大量蛋白尿。

该患者的检查结果显示无慢性肝病表现。如果患者合并肺源性心脏病（简称肺心病）或心力衰竭，颈静脉压力明显升高，合并三尖瓣反流征象（心导管检查时突出的右心房压力波形 V 波，深吸气末增强的全收缩期吹风样杂音）和心脏肥大。该患者表现有双侧胸腔积液，可见于肾病综合征导致的液体潴留，而皮肤及眶周瘀斑常见于淀粉样变性病导致的肾病综合征患者。

进一步的检查应围绕明确诊断肾病综合征进行。肾病综合征表现为：低白蛋白血症（白蛋白＜30g/L），大量蛋白尿（尿蛋白＞3g/24h）和高脂血症。若合并正细胞性贫血多提示淀粉样变性病，其次由于淀粉样物质浸润肝脏，临床多伴转氨酶升高。

为明确肾病综合征的病因需要行肾穿刺活检术。导致肾病综合征的主要病因见下表。成人肾病综合征建议行肾穿刺活检术，除外长期患有糖尿病并伴有糖尿病视网膜病变及外周神经病变者，此类患者根据病史可诊断为糖尿病肾病。

！肾病综合征的病因

- 糖尿病
- 肾小球微小病变
- 局灶性节段性肾小球硬化症
- 膜性肾病
- 系统性红斑狼疮
- HIV 相关性感染
- 淀粉样变性病或骨髓瘤

该患者的肾活检组织染色示 λ 轻链沉积，诊断为淀粉样变性病。血清免疫固定电泳检出免疫球蛋白 IgG λ 轻链，骨髓穿刺见大量浆细胞，符合浆细胞恶性增生。淀粉样变性病患者还需要进一步行心脏超声明确心脏是否受累，若条件允许，还可行淀粉样物质扫描，进一步评估全身各器官淀粉样物质的沉积及分布。图 22.1 为人血清淀粉样蛋白 P 扫描图。

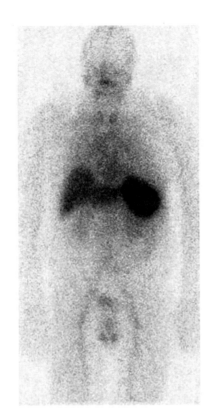

图 22.1 人血清淀粉样蛋白 P 主要由脾脏吸收

淀粉样变性病最基础的治疗包括限制水盐摄入以及使用利尿剂减轻水肿。该患者需给予抗凝治疗（防止深静脉血栓及肺栓塞）及他汀类药物降血脂。权威疗法是在血液科专家指导下应用化疗药物消除克隆性浆细胞进行治疗。对于青年患者可以考虑行骨髓移植。继发于淀粉样变性病的肾病综合征患者进展为终末期肾病的速度相对较快。大多数死亡患者多是由于心脏受累。

要点

- 对称性水肿应多考虑是由心脏、肝脏或肾脏疾病导致
- 一旦出现水肿，均应查尿常规
- 肾病综合征是肺栓塞的高危因素

病例 23：急性腹泻

病　史

患者女性，74岁，因左侧髂窝处疼痛就诊。患者无肠道功能紊乱。既往有胃食管反流病史，每日服用兰索拉唑治疗。2年前患轻度痴呆症，居住于敬老院。查体提示左侧髂窝处轻压痛，考虑为肠憩室炎并给予静脉滴注头孢呋辛治疗。经治疗，患者的不适症状明显缓解，在住院第5天即将出院时，患者出现了一过性腹泻，第6天则出现了4次水样腹泻并伴有腹部绞痛。

体格检查

体温：38.5℃。皮肤黏膜干燥。全腹轻压痛，无反跳痛及肌紧张。肠鸣音活跃。

辅助检查

- 患者的实验室检查结果如表23.1所示

表 23.1　患者的实验室检查结果

项目	结果	正常参考值
血红蛋白	14.2g/dL	11.7 ~ 15.7g/dL
平均红细胞体积（MCV）	87fL	80 ~ 99fL
白细胞	16.3×10^9/L	$(3.5 \sim 11.0) \times 10^9$/L
血小板	324×10^9/L	$(150 \sim 440) \times 10^9$/L
血清钠	134mmol/L	135 ~ 145mmol/L
血清钾	3.8mmol/L	3.5 ~ 5.0mmol/L
尿素氮	9.2mmol/L	2.5 ~ 6.7mmol/L
肌酐	189μmol/L	70 ~ 120μmol/L

问　题

- 患者的初步诊断是什么？
- 如何进一步检查和治疗？

回答 23

该患者在住院期间行广谱抗生素静脉滴注治疗过程中出现腹泻伴有腹部不适症状，这提示可能感染了艰难梭状芽孢杆菌。患者的年龄 > 65 岁、群居等这些危险因素进一步支持该诊断。80% 的艰难梭状芽孢杆菌感染者的年龄均超过 65 岁，因胃内细菌种类的减少及菌种密度减低致使艰难梭状芽孢杆菌更容易局部定植，同时质子泵抑制剂的使用也增加了感染的风险。艰难梭状芽孢杆菌通过粪 - 口途径传播，20% 的住院患者及其长期使用辅助治疗设备及物品的患者均有艰难梭状芽孢杆菌定植。

艰难梭状芽孢杆菌可以产生厌氧的芽孢，该芽孢可以在日常环境中存活一定时间。大部分住院患者感染艰难梭状芽孢杆菌均与广谱抗生素的使用相关，因此，必须采用处方规范指导抗生素的合理应用，以控制艰难梭状芽孢杆菌的感染率。

对于住院患者出现不明原因腹泻时均应留取粪便标本送检。初筛时应检测艰难梭状芽孢杆菌毒素，必要时则应行进一步阳性试验检测以明确诊断。确诊需要有腹泻的症状，同时伴有毒素检测或病原体检测阳性结果，或者通过结肠镜检查确诊为伪膜性肠炎。

如果患者疑似有艰难梭状芽孢杆菌感染，则应对其进行隔离，采取恰当的感染控制措施（例如接触时戴手套、穿隔离衣、用流动水及肥皂洗手）。

艰难梭状芽孢杆菌感染的病情严重程度分级如下：

- 轻度：轻度腹泻，白细胞计数正常，无不适症状。
- 中度：中度腹泻，白细胞计数升高但 $< 15 \times 10^9/L$，伴有轻微不适症状。
- 重度：出现至少两种以上下述情况：体温 > 38℃，ICU 住院患者或存在免疫功能低下，伪膜性肠炎，影像学提示结肠扩张 > 6cm 的中毒性巨结肠或肠梗阻，白细胞计数 $> 15 \times 10^9/L$，血肌酐值 > 1.5 倍标准值。
- 危重度：低血压，肠梗阻或中毒性巨结肠，或者 CT 提示严重并发症。

轻度或中度患者可以给予甲硝唑口服治疗，中度至重度患者可以给予万古霉素口服或静脉注射治疗。

结合该患者的症状及相关检查结果考虑为重度感染，需要行立位腹部平片或 CT 检查。可以给予患者万古霉素口服治疗并加强补液，检查及治疗期间需对患者进行隔离。

 要点

- 住院患者在治疗期间出现腹泻时均应警惕是否存在艰难梭状芽孢杆菌感染
- 严格的抗生素管理、高度的警觉及采取感染控制措施实可有效预防并控制艰难梭状芽孢杆菌感染

病例 24：劳力性气短

病 史

患者女性，23 岁，因活动时气短 10d 就诊于家庭医生。患者于 10d 前出现活动时气短，逐渐加重，现步行 50 码（45.72m）即喘不过气来。2 周前患类似流感疾病，全身肌肉痛并发烧。自觉疲倦乏力，并注意到呼吸困难时伴有心悸。此外，患者还有前胸部不适，吸气时加重。既往体健。患者为学生，近期没有国外旅行史。否认药物滥用史。

体格检查

体温：37.5℃；脉搏：120 /min，律齐；血压：90/70mmHg。颈静脉压力增高至 8cm。听诊可闻及奔马律和第三心音。胸部检查无异常发现。胸骨按压引起不适。腹部和神经系统检查正常。

辅助检查

● 医生将该学生送到急诊室行心电图（ECG）和胸部 X 线检查。患者的心电图显示全部导联 T 波低平，胸部 X 线如图 24.1 所示

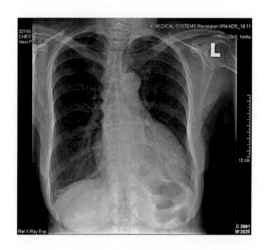

图 24.1　胸部 X 线片

问 题

● 患者可能的诊断是什么？
● 如何进一步检查和治疗？

回答 24

该患者是由柯萨奇 B 病毒引起的病毒性心肌炎。能导致心肌炎的病毒包括柯萨奇 B 和 A 病毒、埃可病毒、腺病毒、流感、水痘、脊髓灰质炎、腮腺炎、狂犬病、病毒性肝炎、风疹、细小病毒 B19、非洲淋巴细胞瘤病毒（Epstein-Barr virus，EBV）、巨细胞病毒（cytomegalovirus，CMV）和单纯疱疹病毒。在患菌血症或真菌血症时，也可能发生心肌炎。立克次体和白喉也可引起心肌炎。在南美洲乡村，原生动物克氏锥虫急性感染可引起发烧、心肌炎和肝脾大，可能在 10～30 年后导致心力衰竭和传导障碍（查格斯病）。滥用可卡因会引起心肌炎和猝死。严重的低钙血症、低磷酸盐血症和低镁血症都可以引起心肌抑制。

心肌炎的临床表现是非特异性的，但常见症状包括肌肉疼痛、疲劳、气短、心包性疼痛和心悸。表现为新发心脏症状的年轻患者应怀疑心肌炎。通常有上呼吸道或胃肠道系统受病毒性疾病影响的前驱症状。应排查自身免疫性疾病，如系统性红斑狼疮，应详细采集社会生活史排查酒精或可卡因滥用。主要临床体征源于心力衰竭。某些心肌炎患者可闻及心包摩擦音。患者一般有明显的窦性心动过速，这与轻度发热不相符。心电图通常显示 ST 段和 T 波异常。可能会有房性或室性（更常见）心律失常或传导系统障碍。如果心肌炎程度较轻，胸部 X 线可能正常，但如果有心力衰竭，将会出现心影增大和肺淤血。本病例的鉴别诊断包括肥厚性心肌病、心包炎和心肌缺血。

心肌酶如肌钙蛋白 I、T 和肌酸激酶均增高。应进行超声心动图检查明确诊断。超声心动图改变可能仅限于右或左心室，或者整个心脏。该患者的心肌收缩力减弱，心肌酶如肌钙蛋白 I、T 和肌酸激酶均增高。心脏 MRI 可以在心肌炎中检测出心肌水肿和心肌损伤。可进行冠状动脉血管造影排除严重的冠状动脉疾病。心内膜心肌活检应考虑病程和病情的严重程度。应进行配对血清采样检测柯萨奇 B 和腮腺炎病毒抗体滴度，可以从咽部、粪便、血液、心肌或心包液中培养出柯萨奇病毒。

病毒性心肌炎急性期的治疗是卧床休息。利尿剂和血管紧张素转换酶（angiotensin-coverting enzyme，ACE）抑制剂用于治疗心力衰竭。心内血栓患者可能需要抗凝治疗。糖皮质激素治疗尚存有争议。糖皮质激素往往用于病史短、心内膜心肌活检阳性和重症患者。大多数病例是良性自限性的，心脏功能将恢复正常。然而少数会发展成永久性心脏损伤，导致扩张型心肌病，届时根治方案可能包括心脏移植。

🖋️要点

- 支持病毒性心肌炎诊断的特征包括年轻患者、先前急性发热和随后引起血清柯萨奇 B 病毒抗体滴度增高
- 采集国外旅行史、饮酒史和滥用药物史很重要
- 成人预后通常不错，但部分患者将发展成扩张型心肌病

病例25：发热和气促

病　史

患者男性，62岁，因气促急诊就诊。4d前患者感觉不适，诉有肌肉疼痛、头痛。3d前开始出现寒战，其妻子为其测体温为39℃。自行按"流感"服用对乙酰氨基酚并卧床休息。但上述症状恶化，2d后诉有干咳和明显的气促。此外，患者开始出现精神错乱及腹泻。无特殊既往病史。无吸烟嗜好，饮酒量20个酒精单位/周。入院10d前，患者刚从西班牙和葡萄牙海边旅游归来。

体格检查

体温：39.5℃；脉搏：120/min；呼吸：32/min；血压：146/72mmHg；不吸氧条件下氧饱和度86%。患者的精神差、脱水貌、面色潮红、中央性发绀。不吸氧条件下氧饱和度86%。气管居中，双侧呼吸动度对称。双下肺叩诊浊音，听诊双下肺可闻及啰音及管性呼吸音。腹部广泛触痛，无腹肌强直。对时间、地点和人物辨别障碍。

辅助检查

- 患者的实验室检查结果如表25.1所示
- 患者的胸部X线检查结果如图25.1所示

表25.1　患者的实验室检查结果

项目	结果	正常参考值
血红蛋白	15.3g/dL	13.3~17.7g/dL
白细胞	10.3×10^9/L	(3.9~10.6) $\times 10^9$/L
中性粒细胞	8.9×10^9/L	(1.8~7.7) $\times 10^9$/L
淋巴细胞	0.4×10^9/L	(0.6~4.8) $\times 10^9$/L
血小板	143×10^9/L	(150~440) $\times 10^9$/L
血清钠	124mmol/L	135~145mmol/L
血清钾	4.4mmol/L	3.5~5.0mmol/L
尿素氮	14.4mmol/L	2.5~6.7mmol/L
肌酐	178μmol/L	70~120μmol/L
葡萄糖	7.7mmol/L	4.0~6.0mmol/L
血清钙	1.88mmol/L	2.12~2.65mmol/L
磷酸盐	1.2mmol/L	0.8~1.45mmol/L
C反应蛋白（CRP）	256mg/L	<5mg/L
动脉血气分析（未吸氧）		
pH	7.38	7.38~7.44
PCO_2	2.7kPa	4.7~6.0kPa
PO_2	6.3kPa	12.0~14.5kPa

尿常规检查：尿蛋白（＋＋）；尿潜血（＋＋）

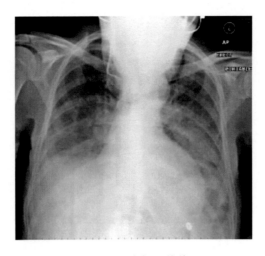

图 25.1 胸部 X 线片

问 题

- 患者最可能的诊断是什么？
- 如何进一步检查和处理？

回答25

　　该患者存在肺炎的临床征象，这是一例社区获得性肺炎，症状和检查结果提示最可能的病原是嗜肺军团菌。社区获得性肺炎最常由肺炎链球菌或流感嗜血杆菌引起，但有5%～15%的社区获得性肺炎为非典型肺炎（由非典型病原体引起的肺炎，例如支原体、军团菌属和衣原体，它们均无细胞壁结构）。该患者4d的前驱症状是典型的军团菌肺炎（前驱期2～10d）表现，而肺炎球菌肺炎常突然出现发热和气短。军团菌感染常表现为全身乏力、肌肉痛、头痛和发热。患者可以出现腹泻和腹痛，随病情进展可以出现干咳、胸痛、气短和急性精神错乱。其他可能的并发症包括肾炎、心内膜炎和心肌炎。患者查体常表现为脱水貌、心动过速、呼吸增快，广泛的干湿啰音。胸部X线弥漫渗出表现提示非典型肺炎，而肺叶性分布的模式常见于链球菌肺炎。低钠血症见于重症肺炎病例，是预后不良的一个指标，低钙血症是另一个特征性的异常生化指标。意识错乱和尿素氮增高是重症肺炎的标记物（也用于CURB65评分严重度判断）。高CRP水平与重症感染一致，淋巴细胞减少提示非典型肺炎。动脉血气存在显著的低氧血症和代偿性$PaCO_2$下降。推测该患者于西班牙或葡萄牙休假期间感染。军团菌常爆发于温暖气候条件下的大厦旅馆和医院等机构中的水箱感染。

　　该男性患者急性发病需入住加护病房，需给予高浓度氧疗和静脉输液纠正脱水，可能还需要给予机械通气治疗，并应立即给予静脉抗生素治疗，抗菌谱应覆盖社区获得性肺炎病原菌，直至获取微生物学诊断结果后合理调整抗生素使用策略。头孢呋辛联合克拉霉素是一种标准的联合治疗方案。应送检血培养并行非典型病原体和流感的抗体检查。10～14d以后再次送检血标本，抗体滴度4倍增高是军团菌感染的证据。肺泡灌洗液、血和尿液军团菌抗原检测是快速诊断方法。

要点

- 军团菌是非典型肺炎的病因之一
- 当机构爆发或对抗生素治疗无反应时应疑诊军团菌肺炎
- 军团菌肺炎有2～10d的前驱期
- 肾炎、胸片示弥漫分布的渗出性病变等提示军团菌肺炎的诊断

病例 26：腰痛和血尿

病　史

患者女性，46 岁，因右侧腰痛伴肉眼血尿 2d 急诊就诊。2d 前患者的右侧腰部疼痛，呈持续性钝痛，伴肉眼血尿。10 年前曾出现双侧腰痛，之后一段时间内自行缓解，未曾排石。既往 3 次怀孕期间发现血压轻度升高，无其他疾病史。家族史中父亲 48 岁去世，死因为蛛网膜下腔出血；叔父有肾移植手术史。患者无兄弟姐妹，育有 3 子，分别为 17 岁、14 岁和 10 岁，均体健。职业为教师。无吸烟、饮酒史。

体格检查

体温正常；脉搏：76/min；血压：135/105mmHg。心、肺查体未见明显异常。腹部可触及明显包块，右侧显著，叩诊鼓音。神经系统检查未见明显异常。眼底检查示眼底动静脉迂曲。

辅助检查

- 患者的实验室检查结果如表 26.1 所示
- 患者的 X 线检查结果显示腹内无钙化灶

表 26.1　患者的实验室检查结果

项目	结果	正常参考值
血红蛋白	14.3g/dL	11.7~15.7g/dL
白细胞	5.2×10^9/L	$(3.5~11.0) \times 10^9$/L
血小板	206×10^9/L	$(150~440) \times 10^9$/L
血清钠	138mmol/L	135~145mmol/L
血清钾	4.3mmol/L	3.5~5.0mmol/L
尿素氮	10.2mmol/L	2.5~6.7mmol/L
肌酐	146μmol/L	70~120μmol/L
白蛋白	42g/L	35~50g/L

尿常规检查：尿蛋白（＋）；尿潜血（＋＋＋）
尿沉渣镜检：红细胞（＞200）；白细胞（10 个）；无细菌

问　题

- 患者最可能的诊断是什么？
- 如何进一步检查和治疗？

回答 26

该患者的临床表现为肉眼血尿、高血压和肾功能损伤，腹部两侧触及明显包块，符合常染色体显性多囊肾病（autosomal dominant polycystic kidney disease，ADPKD）的诊断。腹部包块叩诊鼓音多是由于肠道覆盖在包块表面。其他导致肾脏显著增大的可能病因包括肾细胞癌、肾盂积水等。对于多囊肾患者，卧床休息是防止囊肿出血最好的方法，血尿一般不超过 1 周。

多囊肾是最常见的遗传性肾脏病，发病率为 1/1 000～1/600。虽然 ADPKD 的命名是基于肾脏因多发液性囊肿增大而出现体积增大或表现出肾衰竭，但实际上这是一种累及多个脏器的疾病，多伴肝囊肿、腹部疝、心脏瓣膜病、颅内动脉瘤、高血压等。

腰痛是多囊肾最常见的症状，多可能由囊肿破裂、感染、结石等导致。囊肿出血可引起肉眼血尿，多呈自限性。20% 的 ADPKD 合并肾结石，多为尿酸结石。高血压是 ADPKD 早期常见的并发症，见于 60% 的肾功能正常患者，是促进肾功能恶化的危险因素之一。

虽然该患者的父亲是否有肾脏疾病不太明确，但高度可疑 ADPKD，其蛛网膜下腔出血可能源于颅内小动脉瘤破裂。患者的叔叔曾接受肾移植，患者的家族遗传表现与常染色体显性遗传相符。

超声检查是最直接、经济的非侵入性诊断手段，可发现直径 ＞0.5cm 的囊肿，双侧肾脏均有 3 个以上的囊肿可明确多囊肾的诊断。CT 及 MRI 对于发现小囊肿更敏感。该患者的超声检查示典型多个囊肿（液性暗区），囊肿壁增厚（图26.1）。该患者需要肾内科长期随访，进入肾衰竭终末期需要进行肾移植。在疾病进展过程中需要严格控制血压，使舒张压 ＜85mmHg，以延缓疾病进展。目前正在进行一项有关血管升压素受体拮抗剂抑制肾囊肿生长的临床试验。

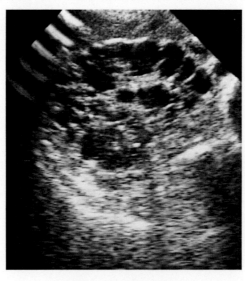

图 26.1　超声检查图

　　该患者需行 MRI 血管成像排除颅内动脉瘤，该检查适用于有动脉瘤破裂阳性家族史的患者，并不提倡应用于所有 ADPKD 患者。该患者的子女需要早期进行血压监测以及超声检查，90% 的 ADPKD 患者在 30 岁之前进行超声检查可发现多囊肾。

　　90% 的 ADPKD 患者的 *ADPKD*1 基因变异，该基因编码的多囊蛋白 1 是一种膜糖蛋白，其重要作用是调节细胞间或细胞与基质的相互作用。剩下的小部分 ADPKD 患者多是由于 *ADPKD*2 基因变异，可编码多囊蛋白 2，该蛋白与多囊蛋白复合物以及钙通道结构同源。与 *ADPKD*2 基因变异患者相比，大部分 *ADPKD*1 患者早期可出现高血压，并较早发展至肾衰竭。

要点

- ADPKD 患者多无症状
- ADPKD 患者的主要临床表现为腰痛和血尿
- ADPKD 是导致肾衰竭最常见的遗传性疾病
- ADPKD 是引起双侧肾脏包块的最常见病因
- 若家族中有 ADPKD 患者，其他成员需早期行肾脏超声检查并监测血压

病例27：关节疼痛

病　史

患者女性，38岁，因关节疼痛就诊于家庭医生。患者近几个月发现多关节疼痛且逐渐加重，以双手、双足小关节为著，伴有晨僵。服用双氯芬酸后症状可缓解。全身乏力明显，近3个月体重下降约4kg。既往无严重疾病史。已婚，育有2个孩子。职业为律师处秘书。无吸烟史，偶有饮酒。既往仅服用过双氯芬酸。

体格检查

患者贫血貌。双手掌指关节和近端指间关节肿胀，压痛阳性；双足跖趾关节压痛阳性。余体格检查未见明显异常。

辅助检查

- 患者的实验室检查结果如表27.1所示

表27.1　患者的实验室检查结果

项目	结果	正常参考值
血红蛋白	8.9g/dL	11.7~15.7g/dL
平均红细胞体积（MCV）	87fL	80~99fL
白细胞计数	7.2×10^9/L	(3.5~11)×10^9/L
血小板	438×10^9/L	(150~440)×10^9/L
红细胞沉降率（ESR）	78mm/h	<10mm/h
血清钠	141mmol/L	135~145mmol/L
血清钾	3.9mmol/L	3.5~5.0mmol/L
尿素氮	6.9mmol/L	2.5~6.7mmol/L
肌酐	125μmol/L	70~120μmol/L
血糖	4.6mmol/L	4.0~6.0mmol/L
白蛋白	33g/L	35~50g/L

尿常规检查：尿蛋白（-）；尿潜血（-）；尿葡萄糖（-）

问　题

- 患者的主要诊断及主要鉴别诊断是什么？
- 如何进一步检查和治疗？

回答 27

　　患者的临床表现为早期类风湿关节炎的特征。类风湿关节炎是一种慢性、系统性、炎症性疾病，常累及外周对称性小关节。发病高峰是 35 ~ 55 岁女性及 40 ~ 60 岁男性。其病程迁延，病情进展及临床缓解常需要较长时间，也可在数天内急性发作，常表现为发热及全身乏力。通常情况下和本例患者一样，起病隐袭，容易被忽视而导致预后不良。类风湿关节炎常累及双腕关节、双手掌指关节、近端指间关节及足跖趾关节、踝、膝及颈椎寰枢关节。

　　晨僵是类风湿关节炎的特征性改变。当疾病进展，破坏骨、软骨及肌腱导致晨僵的发生。关节外表现包括类风湿结节，血管炎导致皮肤结节及指端坏疽，巩膜炎，胸腔积液，弥漫性肺纤维化，肺结节，闭塞性细支气管炎，心包炎及脾大［费尔蒂（Felty）综合征］。常伴有正色素性正细胞性贫血及红细胞沉降率增快（如本例患者），而且贫血程度及红细胞沉降率高低和病情活动程度有关。本例患者的血肌酐升高可能和服用双氯芬酸有关。非甾体抗炎药可降低患者的肾小球滤过率，但对少数患者中可导致急性间质性肾炎。病程长的类风湿关节炎患者可出现肾脏淀粉样变性。

> **!** 急性对称性关节炎的鉴别诊断
>
> ● 骨关节炎：特征性累及远端指间关节以及近端指间关节和第一掌指关节
> ● 类风湿关节炎
> ● 系统性红斑狼疮：常表现为症状轻、进展慢、非侵蚀性关节炎
> ● 痛风：通常从单关节炎开始
> ● 血清阴性脊柱关节炎：强直性脊柱炎、银屑病关节炎、莱特尔（Reiter）综合征，常表现为非对称中大关节炎以及骶髂关节炎和远端指间关节炎
> ● 病毒性关节炎（风疹病毒）：可完全缓解

　　该患者需要到风湿病专科门诊接受进一步诊治。受累关节应行 X 线检查，如有关节损害，X 线片可显示半脱位、近关节骨质疏松、关节间隙变窄或骨侵蚀。在早期类风湿关节炎患者中骨侵蚀常发生于第 5 跖趾关节（图 27.1 中可见关节间隙变窄）。化验检查方面应进一步查类风湿因子（类风湿关节炎）、抗核抗体（系统性红斑狼疮）。应给予患者非甾体抗炎药缓解疼痛和晨僵，维持患者的正常秘书工作。如单用 NSAIDS 药物效果不佳，应考虑加用慢作用抗风湿药物（DMARDs）如硫酸羟氯喹、柳氮磺胺吡啶、氨甲蝶呤、来氟米特。如果应用氨甲蝶呤等药物未能控制病情，可考虑加用肿瘤坏死因子（tumor necrosis factor，TNF）－α 拮抗剂治疗。

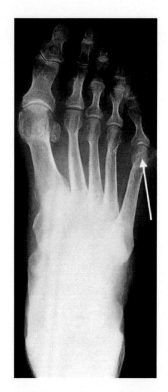

图 27.1 足部 X 线片

要点

- 类风湿关节炎较少累及远端指间关节
- 类风湿关节炎的系统性症状可出现在关节症状之前
- 贫血和红细胞沉降率升高和类风湿关节炎的疾病活动有关
- NSAIDs 有影响肾脏功能的副作用

病例 28：慢性胸痛

病 史

患者女性，30 岁，因间断胸痛 2 年就诊。曾有 6 个月无发作，但近 10 个月再发，患者担心该疼痛源自心脏。疼痛通常自左胸部放射至左腋窝，患者描述为憋闷或拧痛，每次持续 5 ~ 30min。任何时候均可发作，常与活动相关，休息时也出现过，特别是晚上。疼痛常合并气短，发作时自感头晕目眩，不得不停止活动。偶尔疼痛发作后出现心悸，详细问诊心悸情况获知心跳强有力且平稳。

患者 15 岁时行阑尾切除手术。24 岁时排便欠规律，并有腹痛，虽行检查但未确诊，目前上述症状仍存在。患有季节性鼻炎。两年前检测胆固醇水平为 4.1mmol/L。家族史中祖父于 1 年前死因为心肌梗死，享年 77 岁。部分家人有花粉热或哮喘。她是一名医学秘书。已婚未育。

体格检查

呼吸：22/min；脉搏：78/min，律齐；血压：102/65mmHg。心音正常。左胸至胸骨左缘及左乳下有压痛。肺部检查无异常。左髂窝有压痛。

辅助检查

- 患者的心电图检查结果如图 28.1 所示
- 患者要求行冠状动脉造影排除显著的冠心病

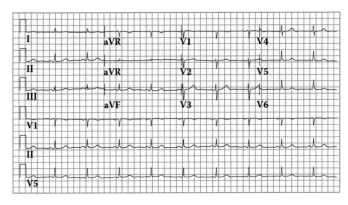

图 28.1 心电图

问 题

- 对该患者如何进行下一步检查和治疗？

回答 28

患者的心电图检查结果正常。该疼痛与运动的关系多变，起自左胸持续30min，因此不符合缺血性心脏病的特点。基于上述信息，需要仔细考证该患者的焦虑，可告知患者这很可能并不代表冠心病，并对患者获知这一提示后的反应做进一步的评估。患者的焦虑很可能源于其祖父因缺血性心脏病死亡，祖父死前的症状可能与她的焦虑相关。从风险角度来看，她祖父去世时的年龄为77岁且无其他患心脏病的亲属，这并不算是一个相关危险因素。患者检测胆固醇（发现结果正常）的举动就已经表现出了她的焦虑。

患者的既往病史怀疑有肠易激综合征，有持续性疼痛、不规则排便习惯且检查正常。缺血性胸痛通常位于胸部正中，相同的刺激可诱导复发。伴随的气短可能反映了疼痛诱导的过度换气，进而引起头晕和心悸。

疼痛的特点和伴随的气短症状应行进一步检查。哮喘有时被描述为胸闷或疼痛，而她有季节性鼻炎和哮喘家族史。考虑到疼痛位置和与运动的间断关系，可以排除反流性食管炎等胃肠道原因。病史较长，排除了心包炎等急性胸痛病因。慢性过度换气或精神性呼吸困难可通过降低 $PaCO_2$ 来检测，常伴随代偿性碳酸氢盐水平降低和异常呼吸模式，也常伴随叹息样呼吸。然而，值得注意的是，精神性呼吸困难可以带来其他医疗问题。

对该患者采取检查措施的难度在于没有简单的筛选试验能准确排除冠心病。而过多的检查可能会强化她对患病的确信，假阳性结果难免发生，因此又可能会加剧她的焦虑。如果患者不能简单信服，可适当进行运动负荷试验或铊扫描来寻找运动或其他负荷下的可逆性缺血区，若结果正常，患者很有可能将被说服相信无冠心病的诊断。如果不存在其他冠心病的高危风险信息，不建议行冠脉造影检查。

 要点

- 缺血性心脏病引起的典型胸痛是位于胸部正中而不是左胸
- 静息心电图或许能表现出缺血或梗死前期征象，但不是缺血性心脏病的敏感试验

病例 29：药物过量？

病　史

患者女性，30 岁，因疑似服用过量药物被其丈夫送来急诊科。患者的丈夫担心患者服用了一些药片企图自残。患者有抑郁症病史，自 3 个月前她儿子出生后一直进行相关心理咨询，但未服用任何药物。1d 前的晚上约 10 点，患者将自己锁在浴室中，并告诉其丈夫她将服用一些药片。2h 后，她丈夫劝她出来，她否认服用任何东西，之后他们上床休息。但现在她丈夫带她来医院是因为患者诉恶心难受，他担心患者可能在浴室里吃了某种药物。家里仅有的药片是阿司匹林、对乙酰氨基酚和她丈夫偶尔失眠时吃的替马西泮。患者诉有点恶心但未呕吐，曾有一点腹部不适。无特殊既往相关病史或家族史。从事社会工作，直到怀孕 30 周。

体格检查

脉搏：76/min；呼吸为 16/min；血压：124/78mmHg。检查过程中患者精神警觉，情绪低落。上腹部轻度压痛。其他检查无异常。

辅助检查

- 患者的实验室检查结果如表 29.1 所示

表 29.1　患者的实验室检查结果

项目	结果	正常参考值
血红蛋白	12.7g/dL	11.7 ~ 15.7g/dL
平均红细胞体积（MCV）	87fL	80 ~ 99fL
白细胞	6.8×10^9/L	$(3.5 \sim 11.0) \times 10^9$/L
血小板	230×10^9/L	$(150 \sim 440) \times 10^9$/L
凝血酶原时间	18s	10 ~ 14s
血清钠	139mmol/L	135 ~ 145mmol/L
血清钾	3.8mmol/L	3.5 ~ 5.0mmol/L
尿素氮	4.6mmol/L	2.5 ~ 6.7mmol/L
肌酐	81μmol/L	70 ~ 120μmol/L
碱性磷酸酶	88IU/L	30 ~ 300IU/L
丙氨酸氨基转移酶（AAT）	37IU/L	5 ~ 35IU/L
γ - 谷氨酰转肽酶	32IU/L	11 ~ 51IU/L
血糖	5.1mmol/L	4.0 ~ 6.0mmol/L

问　题

- 目前如何对该患者进行治疗？

回答 29

病史中未明确患者本身被问及曾吃过什么药片或药物制剂的情况，这一点需要进一步证实。在所提到的 3 种药品中，唯一可能有关的是对乙酰氨基酚。若大量服用阿司匹林或替马西泮，将在 14h 内就表现出更多的症状。即便如此，当然也应该测量水杨酸（浓度）水平，本例中未见增高。患者当时全无睡意，替马西泮也可排除。

对乙酰氨基酚过量可引起肝、肾损害，会导致急性肝衰竭而死亡。对乙酰氨基酚中毒的毒性呈剂量依赖，对大多数患者而言，15g 就属严重过量。已患肝病和大量饮酒的患者可能对较小的过量更为敏感。

血液化验中唯一有意义的异常是凝血酶原时间轻度延长及 AAT 微量增高。凝血酶原时间延长（可替代表示为国际标准化比值或 INR）是对乙酰氨基酚可能过量的一个征象，也是对乙酰氨基酚过量导致肝损伤时最早出现的异常生化指标。服药后 24h 内出现 INR 异常，则很大可能为对乙酰氨基酚过量。初始 24h 内一般少有症状，除了可能出现的恶心、呕吐和腹部不适，常伴有肝区压痛。肝功检测异常多在 24h 后出现。3～4d 后肝损害达到最高程度，可通过肝酶、INR 增高进行评估。急性肝衰竭可发生在过量服药后 3～5d，在严重肝损害患者中，大约 25% 会发生肾衰竭。没有肝损害的患者则极少发生肾衰竭。

需立即测定对乙酰氨基酚血药浓度，该患者检测到增高。INR 值提示早期肝损伤，表明可选用乙酰半胱氨酸治疗。虽然说越早用越好，但是过量服药后 16h 仍有必要使用。本病例中，64mg/L 的对乙酰氨基酚水平证实治疗是适当的，同时表明出现严重肝损伤的风险很高。可咨询国家毒物信息服务机构获得进一步的治疗建议。在最初几天应严密监测电解质、肾功能、肝功能并进行凝血试验，如果有明显的肝衰竭，建议转诊至肝病专科。暴发性肝衰竭患者需要紧急肝移植。

本例中还需处理的问题包括患者的精神状态，以及患者的儿子或其他孩子的安全及照料问题。这是一例严重的药物过量病例。患者应就诊于精神科医生或其他训练有素的卫生工作者。任何可能危及婴儿的风险问题都应在患者回家之前得到评估。

要点

- 当条件允许时应尽早开始静脉注射乙酰半胱氨酸和口服蛋氨酸，这是治疗对乙酰氨基酚过量的有效方法
- 如果过量用药的时间已知，那么血清对乙酰氨基酚的浓度可以用来预测病情和指导治疗
- 对于确认肝损伤和凝血异常的患者，如果没有其他可供选择的明确原因，就应怀疑对乙酰氨基酚应用过量

病例30：闭经

病 史

患者女性，23岁，因闭经5个月就诊于家庭医生。患者月经中断5个月，13岁月经初潮，平素月经规律。近1年无明显诱因体重下降8kg，食欲良好。既往体健，目前待业。1年前她和男朋友分手。从事演员职业，饮酒量约10个酒精单位/周，无吸烟史。无特殊用药史。

体格检查

脉搏：52/min，律齐；血压：96/60mmHg。全身肌肉萎缩，以四肢和臀部肌肉萎缩明显。身高170cm，体重41kg。面部、颈部及前臂多毛。其他查体均正常。

辅助检查

• 患者的实验室检查结果如表30.1所示

表30.1 患者的实验室检查结果

项目	结果	正常参考值
血红蛋白	15.2g/dL	11.7~15.7g/dL
平均红细胞体积（MCV）	84fL	80~99fL
白细胞	4.1 ×10^9/L	（3.5~11.0）×10^9/L
血小板	365×10^9/L	（150~440）×10^9/L
血清钠	136mmol/L	135~145mmol/L
血清钾	2.9mmol/L	3.5~5.0mmol/L
血清氯	90mmol/L	95~105mmol/L
碳酸氢盐	33mmol/L	24~30mmol/L
尿素氮	4.2mmol/L	2.5~6.7mmol/L
肌酐	43μmol/L	70~120μmol/L
葡萄糖	5.6mmol/L	4.0~6.0mmol/L
白蛋白	41g/L	35~50g/L

问 题

• 患者的临床诊断是什么？

• 如何进一步检查和治疗？

回答 30

患者主要表现为停经（继发性闭经）、体重减轻［体重指数（BMI）= 14.0］以及低钾、低氯代谢性碱中毒，符合神经性厌食的诊断。该病多见于青少年或青壮年，患者可出现严重的体重减轻、身体意象障碍（自认为肥胖，实际很瘦）及闭经（男性表现为性功能障碍）。女性较男性多见，常见于从事对外在形象要求比较高的职业（例如模特、演员及芭蕾舞蹈者），或患者可能存在负性生活事件，如人际关系危机或重要考试失利。患者可能有泻药、利尿剂的滥用史。一些患者表现为贪食症行为，如经常暴饮暴食及自我诱导呕吐。患者常常不认同自身疾病或者拒绝就医，往往极度消瘦。此外还可表现为皮肤干燥，且在颈面部及四肢多毛，常合并窦性心动过缓及低血压。可能会有手背上的皮肤角质增厚（Russell 征），与自我诱导呕吐过程中牙齿局部压迫有关。患者常出现腮腺肿大及牙齿变色，考虑与胃酸导致牙釉质破坏有关。并且经常合并严重的躯体并发症，包括近端肌病、心肌病及周围神经病。

！继发性闭经的主要原因

- 丘脑或垂体病变（例如：垂体功能减退、高催乳素血症）
- 性腺衰竭（例如：自身免疫性卵巢早衰、多囊卵巢）
- 仪器或产后出血导致的子宫损伤
- 肾上腺疾病（例如：库欣病）
- 甲状腺疾病（甲状腺功能减退及甲状腺功能亢进）
- 严重的慢性疾病（例如：肿瘤、慢性肾衰竭）

该患者的代谢性碱中毒与以下因素相关。呕吐导致氢离子及氯离子丢失，引起碱血症及低氯血症。呕吐后体液丢失导致血容量减少引起继发性高醛固酮血症，水钠潴留，醛固酮的保钠排钾作用以及其导致的肾小管分泌氢离子减少共同促使肾性失钾。这些机制导致典型的低氯性碱中毒，尿钾增高、尿氯减少。24h 尿中氯化物的水平测定对该病的诊断具有重要意义。尿中氯化物水平减少（< 10mmol/d）提示病因为呕吐，而氯化物水平增高提示滥用利尿剂。

针对该患者饮食失调，建议选择专科进行进一步诊治，并进一步排除其他严重的躯体疾病。对于合并血浆中黄体生成素（luteinizing hormone，LH）、卵泡刺激素（follicle-stimulating hormone，LSH）及雌激素水平下降的患者建议住院治疗数周，增加体重，包括高热量饮食及医疗和护理支持。心理支持可用于治疗患者的身体意向障碍。

要点

- 神经性厌食是年轻女性闭经的常见原因之一
- 低钾性代谢性碱中毒是神经性厌食的特征性代谢障碍类型
- 神经性厌食可能与利尿剂或泻药的滥用有关

病例 31：背部疼痛

病 史

患者女性，75 岁，因下背部疼痛 1 周就诊于家庭医生。1 周前，患者在机场搬运了一个重的行李箱后，突发严重的背部疼痛，疼痛呈持续性，位于下背部。近 10 年来，患者后背疼痛的问题越来越多，家人评述其身体姿势弯曲严重。这期间身高下降了约 10cm。既往患有严重的慢性哮喘，经常数月按疗程口服皮质醇激素，每年 3～4 次，并定期使用类固醇吸入器。2 年前摔倒后致左手腕 Colles 骨折，未治愈。42 岁绝经。吸烟 30 支/天，饮酒量 4 瓶/周。

体格检查

患者贫血貌。胸椎后凸。可见腹纹，双侧胳膊及大腿处有多处瘀伤。L_4 椎骨区压痛。余查体无明显异常。

辅助检查

- 患者的实验室检查结果如表 31.1 所示
- 患者的腰椎 X 线检查结果如图 31.1 所示

表 31.1　患者的实验室检查结果

项目	结果	正常参考值
血红蛋白	11.9g/dL	11.7～15.7g/dL
平均红细胞体积（MCV）	103fL	80～99fL
白细胞	6.2×10^9/L	$(3.5～11.0) \times 10^9$/L
血小板	358×10^9/L	$(150～440) \times 10^9$/L
红细胞沉降率（ESR）	8mm/h	<10mm/h
血清钠	143mmol/L	135～145mmol/L
血清钾	4.9mmol/L	3.5～5.0mmol/L
尿素氮	5.9mmol/L	2.5～6.7mmol/L
肌酐	102μmol/L	70～120μmol/L
血清钙	2.42mmol/L	2.12～2.65mmol/L
磷酸盐	1.26mmol/L	0.8～1.45mmol/L
碱性磷酸酶	156IU/L	30～300IU/L

问 题

- 患者可能的诊断是什么？
- 如何处理？

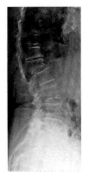

图 31.1　腰椎 X 线片

回答 31

该患者的胸椎后凸、局部背痛和骨折的放射学证据提示可能的诊断是继发于骨质疏松症的椎体压缩骨折。身高减低是典型表现，相对于患者本人，更常被别人所注意。背部疼痛是由椎骨压缩引起，这可以自然发生，或者在明确的应力作用下如提起或搬运重物时发生。检查明确了身高减低，姿势改变，胸椎后凸严重，肋骨接近髂骨。

！ 骨质疏松症的鉴别诊断

- 多发性骨髓瘤
- 转移癌，特别是源自前列腺、乳腺、支气管、甲状腺和肾脏的恶性肿瘤
- 软骨病
- 甲状旁腺功能亢进
- 类固醇激素治疗或库欣综合征

该患者有几个骨质疏松症的危险因素。首先她的年龄为 75 岁，随年龄增长伴随骨质流失；其次她已经绝经 30 多年，而绝经前卵巢产生的雌激素有助于保持骨密度；第三，她多年来一直在口服和吸入糖皮质激素治疗哮喘；第四，过量酒精摄入也是一个因素。患者的红细胞呈大细胞状，这与大量酒精摄入有关。饮酒会增加跌倒和骨折的发生概率。患者没有甲状腺功能亢进或垂体功能减退的临床证据，这两种疾病也会导致骨质疏松症。

该患者应行血液学检查排除骨髓瘤、恶性肿瘤和代谢性骨病。骨髓瘤患者表现为贫血伴 ESR 增高，血清蛋白电泳显示单克隆变异蛋白条带。相对于骨代谢疾病，骨质疏松症的生化检测 [血清钙、碱性磷酸酶和甲状旁腺激素 (parathormone，PTH)] 均正常。患者还需行脊柱平片检查。压缩的椎体呈不规则前楔状，个别脊椎 (L_1 和 L_4) 受累而不是其他。双能 X 线吸收仪 (dual-energy X-ray absorptiometry，DEXA) 扫描可以用来评估骨质疏松症的严重程度，但无论如何，在这个年龄发生骨折都建议治疗。

患者需将皮质醇激素剂量减少到控制哮喘症状的最低要求量，尽可能采取吸入途径，因长期高剂量吸入类固醇会产生较强的全身反应，但很少导致骨质疏松，因此被认为比口服皮质醇激素安全。她应该开始补充钙、维生素 D 和二磷酸盐以尽可能减少骨质流失。雌激素替代疗法因会增加血栓和子宫内膜癌的发生率，所以仅用于治疗绝经相关症状。骨质疏松症的其他治疗方法包括给予锶 (雷尼酸锶) 和甲状旁腺激素。

要点

- 骨质疏松症在老年人中很常见
- 女性的骨质流失比男性更快
- DEXA 扫描可以进行骨质疏松症筛查
- 越来越多有效的方法可用于治疗骨质疏松症

病例 32：腹痛

病 史

患者女性，31岁，因腹痛、腹胀6年余，伴排便习惯异常就诊。患者的便秘与腹泻交替，腹泻严重时可达4次/天。腹痛多位于下腹部，位置不定，排气后腹痛可缓解。17岁上学时曾出现类似症状，毕业后症状缓解。自觉进食柑橘类水果、某些蔬菜及麦麸类食物后腹痛症状明显。为了减轻症状，患者尽可能地避免进食此类食物，但在近6年间上述不适症状并无明显改善。1年前患者就诊于胃肠专科并行乙状结肠镜检查，结果无明显异常。结肠镜检查过程中患者的不适症状明显，且该不适症状类似于其病痛症状。由于惧怕疼痛，患者拒绝进一步的肠镜检查。

患者时有头痛症状，已确诊为偏头痛，月经不规律且伴有痛经，但未行药物治疗。从事秘书工作。无吸烟及饮酒史。其祖母64岁时因结肠癌去世。患者双亲健在。

体格检查

患者的心、肺查体均无明显异常。左侧髂窝处可触及肠管并伴有压痛阳性。

辅助检查

• 患者的实验室检查结果如表32.1所示

表 32.1　患者的实验室检查结果

项目	结果	正常参考值
血红蛋白	11.9g/dL	11.7 ~ 15.7g/dL
平均红细胞体积（MCV）	84fL	80 ~ 99fL
白细胞	5.3×10^9/L	$(3.5 \sim 11.0) \times 10^9$/L
血小板	244×10^9/L	$(150 \sim 440) \times 10^9$/L
红细胞沉降率（ESR）	8mm/h	<10mm/h
血清钠	138mmol/L	135 ~ 145mmol/L
血清钾	4.4mmol/L	3.5 ~ 5.0mmol/L
尿素氮	4.2mmol/L	2.5 ~ 6.7mmol/L
肌酐	89μmol/L	70 ~ 120μmol/L
血糖	4.6mmol/L	4.0 ~ 6.0mmol/L

问 题

• 患者的初步诊断是什么？如何进一步检查？

回答 32

结合该患者疼痛的性质，查体无阳性体征，检查结果无明显异常及肠镜检查过程中诱发腹痛的特点，初步诊断考虑为肠易激综合征（irritable bowel syndrome，IBS）。此病为胃肠专科常见病。IBS 呈间歇性发作，可有较长时间的缓解期，可出现腹泻、便秘交替现象。自觉紧张或压力明显时症状可复发。该病患者多同时合并其他疾病或症状如偏头痛或月经紊乱。当患者的年龄小于 40 岁且有长达 6 年的腹痛病史，基本可以明确诊断。然而，家族中有结肠癌病史，仍需警惕家族性息肉病。该患者对其祖母结肠癌病史的惧怕会导致其疑病心理，这种焦虑会引发患者的不适症状，亦会在肠镜检查中产生对疼痛的过度敏感。如果健在的家属中存在多发性息肉，则其便为结肠癌高危人群，应行 DNA 筛查。如果该患者仍存有疑虑，则应给予完善的钡剂灌肠检查或全结肠镜检查以排除器质性病变，明确诊断。

IBS 的诊断需要排除其他器质性病变，例如炎症性肠病、结肠憩室或大肠肿瘤。年龄在 40 岁以下的患者结合病史、查体无异常及血常规、红细胞沉降率检查结果正常则可初步诊断为 IBS。对于老年患者，则需完善乙状结肠镜检查、钡剂灌肠检查或全结肠镜检查。IBS 患者的不适症状可持续存在，为了查找可能的病因而重复检查并无意义，对 IBS 患者应制订明确的诊疗方案。可选择应用解痉药及三环类抗抑郁药缓解症状，部分患者采取高膳食纤维饮食可减轻症状。

要点

- 肠易激综合征虽然是常见的肠道功能紊乱性疾病，但治疗难度比较大
- 治疗中对患者进行疾病相关知识的宣教也是非常重要的一个环节
- 乙状结肠镜检查时向肠腔内注气所带给患者的不适感与肠易激综合征相似

病例 33：头痛和意识障碍

病 史

患者女性，28 岁，因头痛和意识障碍在伦敦急诊就诊。朋友代诉：3 周前患者出现头痛，随后逐渐加重，现头痛呈持续性和弥漫性。患者近 6 个月体重下降 10kg，近期出现意识模糊并逐渐加重，伴言语含糊不清。在急诊科出现 1 次全身强直－阵挛性发作。患者为南非黑人，工作为手术室护士。

体格检查

体温：38.5℃。患者的体重为 55kg，体形消瘦，有口腔念珠菌病。淋巴结无肿大。心、肺、腹部查体未见异常。抽搐发作前神经系统查体示：时间、空间及面容失认；神经系统无局灶性定位体征。眼底检查示双侧视盘水肿。

辅助检查

- 患者的实验室检查结果如表 33.1 所示
- 患者的 CT 检查结果如图 33.1 所示

表 33.1 患者的实验室检查结果

项目	结果	正常参考值
血红蛋白	12.2g/dL	11.7 ~ 15.7g/dL
白细胞	12.1×10^9/L	$(3.5 \sim 11.0) \times 10^9$/L
血小板	365×10^9/L	$(150 \sim 440) \times 10^9$/L
血清钠	126mmol/L	135 ~ 145mmol/L
血清钾	3.9mmol/L	3.5 ~ 5.0mmol/L
尿素氮	6.2mmol/L	2.5 ~ 6.7mmol/L
肌酐	73μmol/L	70 ~ 120μmol/L
葡萄糖	5.6mmol/L	4.0 ~ 6.0mmol/L

问 题

- 患者的头痛、抽搐、意识障碍的病因是什么？
- 初步诊断是什么？
- 如何进一步检查和治疗？

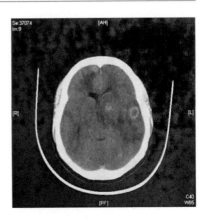

图 33.1 头颅 CT

回答33

该患者的初步诊断为 HIV（人类免疫缺陷病毒）感染继发脑弓形虫病。该病主要是由原生动物刚地弓形虫引起，主要感染猫，但温血动物也可携带。在西方，30%～80%的成年人因摄入了被猫粪便污染的食物或水而感染，或者食用了含有弓形虫胞囊的生羊肉或猪肉而发病。人体在摄入这些被感染的食物后，虫体在巨噬细胞内迅速分裂，播散于肌肉和大脑，机体免疫系统迅速控制感染，使胞囊保持休眠状态。原发性感染通常无症状，但可以引起急性单核细胞增多症与广泛淋巴结肿大及皮疹。该感染可能会在脉络膜和视网膜留下疤痕以及造成脑部小的炎性损伤。如果宿主机体免疫力低下，虫卵便开始繁殖，最终进展为弓形虫病。这是一种由（获得性免疫缺陷综合征，AIDS）诱发的疾病，但在实体器官移植受者中相对罕见。脑弓形虫病通常亚急性发病，可表现为发热、头痛、意识障碍、抽搐、认知障碍及局灶性神经功能缺损症状，例如轻偏瘫、共济失调、颅神经病变、视野缺损和感觉障碍。运动障碍常见，通常是由基底神经节受累导致。CT 或 MRI 通常表现为颅内多个双边环形强化病灶，主要位于灰白质交界区、基底神经节、脑干和小脑。临床和影像学表现需与淋巴瘤、结核病、隐球菌脑炎、转移瘤和细菌性脑脓肿进行鉴别。通常弓形虫脑炎患者的抗弓形虫 IgG 抗体并不都是阳性。

对该患者而言，提示其 HIV 感染的线索还包括患者的国籍、体重下降和口腔念珠菌病。颅内多发占位性病变引起的颅内压增高导致了患者出现头痛和视盘水肿。颅内压升高诱发的抗利尿激素分泌异常综合征（SIADH）导致低钠血症。

该患者应在疾病早期即给予抗癫痫药物以防止进一步发作。治疗开始时应给予大剂量的乙胺嘧啶和磺胺嘧啶，加用叶酸防止骨髓抑制。弓形虫感染患者治疗后临床和影像学通常迅速改善。如果治疗 3 周仍无反应，可考虑进行脑活检。未经治疗的脑弓形虫病致死率极高，即使治疗也常遗留神经系统后遗症。

应告知患者 HIV 感染并在知情同意后行艾滋病毒检测。在检测 HIV 病毒载量和 CD4 细胞计数的同时开始行抗反转录病毒药物治疗。建议患者与以前的性伴侣沟通，以便他们也能进行 HIV 检测并开始抗反转录病毒治疗。该患者也应告诉她的职业卫生部门，以便帮助她采取适当的措施来接触、检测和安慰患者。艾滋病毒通过一个 HIV 阳性的医疗工作者感染到她所接触的患者身上的概率是非常小的。

要点

- 弓形虫病是艾滋病患者中枢神经系统最常见的机会性感染疾病
- 患者可出现头痛、意识障碍、癫痫发作和局灶性神经功能缺损症状
- 弓形虫感染的患者在接受治疗后的临床症状和影像学表现通常可迅速改善

病例 34：癫痫发作

病 史

患者女性，23 岁，因全身抽搐 2 次急诊就诊。患者母亲目睹其抽搐发作过程。母亲代述其女儿近日行为异常，总疑似听到别人议论她。诉严重头痛，体重减轻伴脱发明显，盗汗伴双手足多个小关节疼痛。患者为非洲 - 加勒比裔，职业是银行出纳员。吸烟 5 ~ 10 支/天，饮酒量 10 个酒精单位/周。既往无精神疾病史及服药史。

体格检查

体温：38.5℃；脉搏：88/min，律齐；血压：164/102mmHg。患者呈嗜睡状态，对疼痛刺激有反应。无颈项强直，发枯量少。浅表可触及多个肿大淋巴结。心、肺、腹部查体未见明显异常。神经系统查体未见异常。无视乳头水肿。

辅助检查

- 患者的实验室检查结果如表 34.1 所示
- 患者的 X 线检查结果正常
- 心电图（ECG）检查示：窦性心动过速
- 头颅 CT 检查结果正常

表 34.1 患者的实验室检查结果

项目	结果	正常参考值
血红蛋白	7.2g/dL	11.7 ~ 15.7g/dL
平均红细胞体积（MCV）	85fL	80 ~ 99fL
白细胞	2.2×10^9/L	$(3.5 \sim 11.0) \times 10^9$/L
血小板	72×10^9/L	$(150 \sim 440) \times 10^9$/L
红细胞沉降率（ESR）	90mm/h	<10mm/h
血清钠	136mmol/L	135 ~ 145mmol/L
血清钾	4.2mmol/L	3.5 ~ 5.0mmol/L
尿素氮	16.4mmol/L	2.5 ~ 6.7mmol/L
肌酐	176μmol/L	70 ~ 120μmol/L
血糖	4.8mmol/L	4.0 ~ 6.0mmol/L
脑脊液检查		
白细胞	150/mL	<5/mL
脑脊液蛋白	1.2g/L	<0.4g/L
脑脊液葡萄糖	4.1mmol/L	<70% 血糖

尿常规检查：尿蛋白（＋＋＋）；尿潜血（＋＋＋）
尿沉渣镜检：红细胞（＋＋）；存在圆柱形变形红细胞
脑脊液革兰氏染色：阴性

问 题

- 患者可能的诊断是什么？
- 如何进一步检查和治疗？

回答 34

　　该患者的临床表现复杂，存在多种症状，尤其是全身抽搐发作、幻听、发热、关节疼痛及脱发。实验室检查示白细胞、红细胞、血小板三系细胞减低，肾功能损害表现为血尿、蛋白尿。脑脊液检查示白细胞及葡萄糖升高，未检测出细菌、病毒等感染征象。临床表现提示多脏器受累，根据临床特征和检查结果考虑诊断为系统性红斑狼疮（systemic lupus erythematosus，SLE）。SLE 是一种自身免疫性疾病，女性的发病率是男性 9 倍，尤其在非洲 - 加勒比海裔及亚裔中常见。该病的异质性很强，从轻度皮疹、关节痛到严重的会危及生命的多脏器受损。在脑部，SLE 的小血管炎可导致抑郁、精神分裂症样症状、癫痫、舞蹈病及脑部及脊髓梗死。头颅 MRI 可发现颅内炎症损伤。脑脊液检查常表现为白细胞及蛋白升高。抗人球蛋白试验（Coomb's 试验）阳性提示存在溶血性贫血。血液系统受损常表现为白细胞和（或）血小板减少。肾脏是 SLE 最常累及的脏器，狼疮性肾炎表现为血尿、蛋白尿、肾病综合征及肾功能障碍。关节症状常累及腕、手掌指关节及近端指间关节，症状多为关节疼痛，无关节侵蚀性改变。

> **！** 头痛、精神症状、癫痫发作的鉴别诊断
>
> - 脑脊髓膜炎及脑炎
> - 药物滥用（可卡因）
> - 脑肿瘤
> - 戒酒性谵妄
> - 高血压性脑病

病例 35：颈部肿块

病 史

患者男性，38 岁，因"发现右侧颈部无痛性肿块 2 个月"就诊于家庭医生。患者于 2 个月前发现右侧颈部肿块，呈进行性增大，近期没有咽喉部感染。自感全身不适，体重减轻 5kg，夜间盗汗，同时还伴有严重的全身瘙痒。既往无明显疾病史。他是一名会计师，已婚并育有 3 个小孩，无吸烟饮酒史，无任何常规药物服用史。

体格检查

体温：37.8℃；脉搏：100/min，律齐；血压：112/66mmHg。右侧锁骨上窝内可触及一光滑、固定的 3cm×4cm 肿块，腋窝和腹股沟区可触及直径 1cm×2cm 的淋巴结。口咽部正常，皮肤有多处抓痕。心血管和呼吸系统检查正常。腹部检查：左侧肋缘下 3cm 处可触及肿块，肿块叩诊呈实音，无法触及其上缘。神经系统查体正常。

辅助检查

- 患者的实验室检查结果如表 35.1 所示

表 35.1　患者的实验室检查结果

项目	结果	正常参考值
血红蛋白	11.6g/dL	13.3~17.7g/dL
平均红细胞体积（MCV）	87fL	80~99fL
白细胞	$12.2×10^9$/L	$(3.9~10.6)×10^9$/L
血小板	$321×10^9$/L	$(150~440)×10^9$/L
红细胞沉降率（ESR）	74mm/h	<10mm/h
血清钠	138mmol/L	135~145mmol/L
血清钾	4.2mmol/L	3.5~5.0mmol/L
尿素氮	5.2mmol/L	2.5~6.7mmol/L
肌酐	114μmol/L	70~120μmol/L
血清钙	2.44mmol/L	2.12~2.65mmol/L
血清磷	1.1mmol/L	0.8~1.45mmol/L
总蛋白	65g/L	60~80g/L
白蛋白	41g/L	35~50g/L
胆红素	16mmol/L	3~17mmol/L
丙氨酸氨基转移酶	22IU/L	5~35IU/L
碱性磷酸酶	228IU/L	30~300IU/L

尿常规检查：尿蛋白（-）；尿潜血（-）

问题

- 患者可能的诊断是什么？
- 如何进一步检查和治疗？

回答 35

短暂出现的颈部或腹股沟小结节是常见的良性表现，但一个 3cm×4cm 的结节持续 2 个月不消退应引起怀疑，持续的淋巴结病变和全身症状考虑诊断淋巴瘤或慢性白血病。可能存在结节病和肺结核，但不足以诊断，因为这些情况下淋巴结通常不能触及。淋巴结肿大的特征非常重要：在急性感染中，淋巴结有压痛，局部皮肤红肿；癌性淋巴结节通常质地坚硬、不规则；慢性白血病和淋巴瘤的淋巴结通常无压痛、质硬、有弹性。淋巴结肿大可作为诊断的依据。反复轻微的创伤和感染可能导致局部淋巴结肿大。左锁骨上淋巴结肿大可能是由支气管、鼻咽癌或胃癌（Virchow's 结节）的转移扩散所致。然而，当淋巴结肿大或脾肿大时，最有可能的是全身性疾病。淋巴瘤的典型全身症状是乏力、发热、盗汗、瘙痒、体重减轻、厌食和疲劳。发热表明为广泛的疾病，可能与夜间盗汗有关。严重的皮肤瘙痒是一些淋巴瘤和其他骨髓增生性疾病的特征。

在免疫抑制患者中，如器官移植受者和 HIV 感染者，淋巴瘤的发病率大大增加。

! 全身性淋巴结病的主要鉴别诊断

- 感染：传染性单核细胞增多症或腺性发热（由 Epstein-Barr 病毒引起），弓形虫病，巨细胞病毒感染，急性 HIV 感染，结核病，布鲁杆菌病和梅毒
- 炎症：系统性红斑狼疮、类风湿关节炎、结节病
- 淋巴瘤或慢性淋巴细胞白血病

该患者最可能的诊断是淋巴瘤，应将患者转诊至当地血液肿瘤科。应对患者进行淋巴结活检，完善组织学诊断，并对胸部、腹部和骨髓行 CT 扫描明确疾病分期。CT 扫描是一种无创、有效的腹膜后、髂、肠系膜淋巴结成像方法。正电子发射断层扫描（PET）联合 CT 增强了检测疾病的敏感性，有助于评估治疗反应。患者需要放疗和化疗。单纯放疗仅限于病情局限的患者，但该患者的病灶广泛，应在开始化疗之前给予别嘌呤醇，防止肿瘤的裂解导致尿酸大量释放，进而导致急性肾衰竭。

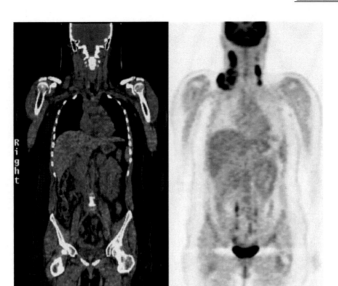

图 35.1　PET-CT 显示淋巴结肿大，尤其是右侧颈部

 要点

- 异常淋巴结的特征和分布有助于诊断
- 影响两个或多个淋巴结的淋巴结病，提示淋巴瘤或全身性感染
- PET-CT 扫描可以准确评估疾病的分期和治疗后症状减轻程度

病例 36：腹痛

病　史

患者女性，74 岁，因间断下腹疼痛 10 余年就诊。患者腹痛发作时呈绞痛，同时伴有左侧髂窝处憋胀感，排气排便后不适症状可缓解。平素时有便秘。4 年前腹痛发作时出现便血，后行钡剂灌肠检查，检查结果如图 36.1 所示。近 1 周患者的腹痛症状加重，为左下腹持续性绞痛，一般状态不佳，食食欲缺乏，近 2 日无排气排便。家族中有心脏病及糖尿病病史。患者独居，日常生活可自理。

格体检查

体温：38.5℃；脉搏：84/min；血压：154/88mmHg。腹部轻压痛，无肌紧张及反跳痛，左侧髂窝处似可触及一包块，肠鸣音正常。呼吸系统查体无明显异常。

辅助检查

• 患者的实验室检查结果如表 36.1 所示

表 36.1　患者的实验室检查结果

项目	结果	正常参考值
血红蛋白	11.8g/dL	11.7 ~ 15.7g/dL
平均红细胞体积（MCV）	85fL	80 ~ 99fL
白细胞	$15.6 \times 10^9/L$	$(3.5 ~ 11.0) \times 10^9/L$
血小板	$235 \times 10^9/L$	$(150 ~ 440) \times 10^9/L$
C 反应蛋白（CRP）	56mg/L	< 5mg/L

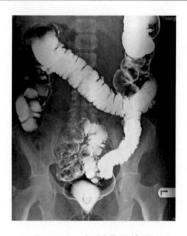

图 36.1　钡剂灌肠检查

问　题

• 患者的初步诊断是什么？
• 如何制订首要治疗方案？

回答 36

该患者的初步诊断是结肠憩室炎。结肠憩室为肠黏膜向腔外局限性膨出所致，好发于左半结肠，憩室一般比较小，该病在西方老年人群中多见，目前认为与饮食中膳食纤维摄入减少相关。该病的典型症状与肠易激综合征相似，结肠憩室如并发炎症则称为憩室炎，严重时可导致穿孔、脓肿形成及败血症，其次还可以导致肠梗阻、直肠-阴道瘘及便血。

患者于4年前进行的钡剂灌肠检查结果提示乙状结肠局部黏膜膨出形成憩室，这可能是患者长期慢性腹痛、胀气及便秘的原因。近期腹痛症状加重，查体腹部压痛，有发热，实验室检查显示白细胞计数及CRP升高，左下腹包块形成均与其憩室疾病加重相关。目前尚无憩室穿孔致腹膜炎的征象。

此外，对于腹部包块伴有排便习惯改变的患者还应警惕结肠肿瘤及克罗恩病。目前尚无肠穿孔致肠内容物渗漏引发腹膜炎的征象，肠鸣音正常且无腹部膨隆亦可除外肠梗阻，治疗应围绕可能的憩室炎诊断对症治疗。随后应进行结肠镜检查以除外结肠肿瘤。

腹部CT检查可以明确包块的性质，是局部脓肿还是瘘管形成。治疗上应给予广谱抗生素（环丙沙星联合甲硝唑）、静脉补液并嘱患者卧床休息。同时应行进一步检查，包括肾功、电解质、血糖、肝功及血培养，并择期完善结肠镜检查以除外结肠肿瘤。

病情严重且反复发作、并发出血及肠梗阻时可能需行手术治疗。待急性期过后应建议患者高膳食纤维饮食。

 要点

• 结肠憩室是西方国家老年人的常见疾病，可以无任何临床症状，也可以表现为类似肠易激综合征样症状

• 结肠憩室非常常见，憩室的存在有可能会误导医生，粗心的医生会因此忽视其他类型的肠道疾病

• 结肠憩室炎需给予抗生素治疗以预防穿孔及瘘管形成

病例 37：高血压

病　史

　　患者女性，36 岁，由私人医生介绍至高血压诊所就诊。患者 2 年前即有高血压就诊记录。该患者的血压曾难以控制，目前服用 4 种药物（苄氟噻嗪、阿替洛尔、氨氯地平与多沙唑嗪）。9 年前患者唯一一次怀孕期间，血压正常，也未出现先兆子痫。家族中没有早发高血压病史。吸烟 20 支/天，饮酒量不足 10 个酒精单位/周。患者未服用避孕药。平常兼职助教。

体格检查

　　脉搏：68/min；血压：180/102mmHg。患者的一般情况良好，无超重。未见桡股搏动不一致性延迟；无咖啡牛奶斑或神经纤维瘤。心血管、呼吸和腹部系统检查均正常。无高血压性眼底改变。

辅助检查

- 患者的实验室检查结果如表 37.1 所示
- 肾脏超声检查结果显示：肾脏大小正常
- 肾血管造影结果如图 37.1 所示

表 37.1　患者的实验室检查结果

项目	结果	正常参考值
血红蛋白	13.3g/dL	11.7 ~ 15.7g/dL
白细胞	6.2×10^9/L	$(3.5 ~ 11.0) \times 10^9$/L
血小板	266×10^9/L	$(150 ~ 440) \times 10^9$/L
血清钠	139mmol/L	135 ~ 145mmol/L
血清钾	4.4mmol/L	3.5 ~ 5.0mmol/L
尿素氮	10.7mmol/L	2.5 ~ 6.7mmol/L
肌酐	136μmol/L	70 ~ 120μmol/L
白蛋白	42g/L	35 ~ 50g/L

尿常规检查：尿蛋白（ - ）；尿潜血（ - ）

问　题

- 患者的诊断是什么？
- 如何治疗？

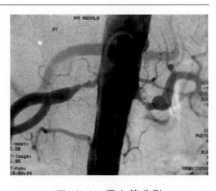

图 37.1　肾血管造影

回答 37

　　该患者的诊断是肾血管性高血压。绝大多数高血压是原发性高血压。原发性高血压的危险因素包括高血压家族史、肥胖和缺乏运动。患者没有阵发性出汗、心悸和焦虑症状，不支持嗜铬细胞瘤的诊断；也没有临床特征显示主动脉缩窄（桡股搏动不一致性延迟）或神经纤维瘤病（咖啡牛奶斑或神经纤维瘤）；即使在应用噻嗪类药物治疗情况下血清钾也不低，不符合醛固酮增多症或库欣综合征的临床表现。该患者主要的异常是中等程度的肌酐增高，表明肾功能轻度受损，没有血尿和蛋白尿排除了肾小球肾炎，因此需要考虑肾血管性疾病。腹部听诊未闻及肾脏杂音不能排除肾血管性疾病的可能。肾血管造影显示双侧动脉肌纤维性结构发育不良（fibro-muscular dysplasia，FMD）。

　　肾血管性疾病的最常见原因是动脉粥样硬化性肾动脉狭窄（atherosclerotic renal artery stenosis，ARAS）。对于具有全身性动脉粥样硬化（周围性血管疾病和冠心病）表现的老年患者，这种情况很常见。超声检查常显示肾脏变小，并通常有肾损伤。ARAS是老年人晚期肾衰竭的常见原因。

　　在该女性患者的年龄段，患动脉粥样硬化性肾血管病的可能性非常小。动脉肌纤维性结构发育不良是肾血管性疾病的第二大常见原因，该病最常见的病理形式是中层纤维组织增生、内膜变薄，导致动脉瘤与狭窄交替存在，血管造影中呈现为典型的"串珠"样结构。该病主要影响青中年女性，发病高峰在40岁；吸烟是一个风险因素；FMD通常合并高血压，但极少合并一过性肺水肿；FMD还会影响颈动脉，产生多种神经系统症状。

　　对该患者应予以经皮穿刺肾血管腔内成形术治疗。与动脉粥样硬化性肾血管病不同，FDM患者的高血压往往可以治愈，从而完全停用降压药物，此类患者也极少发生再狭窄。

要点

- FMD 是青、中年女性高血压的一个重要病因
- 肾动脉成形术可改善甚至治愈许多 FMD 患者的高血压
- FMD 是晚期肾衰竭的罕见病因

病例38：下肢结节

病　史

患者女性，34岁，因四肢皮疹2周就诊于家庭医生。患者2周前出现小腿和前臂痛性红斑，陈旧性红斑颜色变暗，从红斑中央开始好转。伴全身乏力不适及腕关节、踝关节疼痛，间断出现腹痛、腹泻。患者近日无咽喉疼痛，近2年反复出现口腔溃疡，无生殖器溃疡。未婚，职业是服务员。吸烟15支/天，偶有饮酒。既往无慢性疾病史，无类似疾病家族史，无服药史。

体格检查

发育正常，体型偏瘦，口腔内未见明显溃疡。各关节无肿胀、疼痛，活动自如，无受限。小腿和前臂多发结节，直径1~3cm，新出结节呈红色，陈旧性结节看起来类似瘀伤。余查体未见明显异常。

辅助检查

- 患者的实验室检查结果如表38.1所示
- 胸部正位片检查结果正常

表38.1　患者的实验室检查结果

项目	结果	正常参考值
血红蛋白	13.5g/dL	11.7~15.7g/dL
白细胞	15.4×10^9/L	$(3.5 \sim 11.0) \times 10^9$/L
血小板	198×10^9/L	$(150 \sim 440) \times 10^9$/L
红细胞沉降率（ESR）	98mm/h	<10mm/h
血清钠	138mmol/L	135~145mmol/L
血清钾	4.3mmol/L	3.5~5.0mmol/L
尿素氮	5.4mmol/L	2.5~6.7mmol/L
肌酐	86μmol/L	70~120μmol/L
血糖	5.8mmol/L	4.0~6.0mmol/L

尿常规检查：正常

问　题

- 患者可能的诊断是什么？
- 患者的主要致病因素是什么？

回答 38

该患者首先诊断为皮肤结节性红斑，导致结节性红斑的原因是以前未诊断的克罗恩病。结节性红斑是因真皮层的小血管炎所致，最常见的部位是胫前，也可出现在大腿和前臂，结节数量不一，常从中央好转向四周扩散。皮疹常伴有系统性症状例如发热、乏力、关节疼痛，常在 3～4 周后消退，如持续存在或此消彼长提示有潜在的活动病情。

 与结节性红斑相关的疾病

链球菌感染	淋巴瘤、白血病
结核感染	肉瘤样病
麻风病	妊娠、口服避孕药
传染性单核细胞增多症	磺胺过敏
组织胞浆菌病	溃疡性结肠炎
球孢菌病	克罗恩病

病史中口腔溃疡、腹痛、腹泻强烈提示克罗恩病，应该建议患者至胃肠专科就诊，进一步行小肠灌肠、结肠镜并行活检以明确诊断。治疗上应用激素治疗克罗恩病同样可缓解皮肤结节性红斑。如病情较轻可先应用非甾体抗炎药（NSAIDs）缓解皮肤红斑症状。

要点

- 患者出现皮肤结节性红斑应进一步查找潜在的致病原因
- 结节性红斑最常发生部位是胫前，也可出现在伸肌表面如大腿和前臂

病例39：气短和少尿

病　史

患者女性，73岁，因进行性气短4d急诊就诊。患者感觉不适2个月，体重减轻4kg。频繁鼻出血，并在过去几天内频繁咯少量鲜血。近几天少尿。无特殊既往病史。

体格检查

体温：38℃，发热；脉搏：104/min；呼吸：30/min；血压：106/100mmHg。中枢性发绀，精神差。踝部紫癜性皮疹。颈静脉压不高。心脏听诊正常，未闻及杂音。呼吸动度减弱，叩诊和触觉语颤正常，听诊双肺可闻及广泛吸气相粗湿啰音。腹部和神经系统查体未见异常。

辅助检查

- 患者的实验室检查结果如表39.1所示
- 患者的心电图（ECG）检查结果示：窦性心动过速
- 患者的胸部X线检查结果示双肺渗出性病变

表 39.1　患者的实验室检查结果

项目	结果	正常参考值
血红蛋白	10.1g/dL	11.7~15.7g/dL
平均红细胞体积（MCV）	87fL	80~99fL
白细胞	17.2×10^9/L	$(3.9 \sim 11.0) \times 10^9$/L
血小板	540×10^9/L	$(150 \sim 440) \times 10^9$/L
血清钠	137mmol/L	135~145mmol/L
血清钾	6.6mmol/L	3.5~5.0mmol/L
尿素氮	45.1mmol/L	2.5~6.7mmol/L
肌酐	832μmol/L	70~120μmol/L
白蛋白	32g/L	35~50g/L
血清钙	2.23mmol/L	2.12~2.65mmol/L
磷酸盐	1.9mmol/L	0.8~1.4mmol/L
C反应蛋白（CRP）	323mg/L	<5mg/L
动脉血气分析（未吸氧）		
pH	7.18	7.38~7.44
PCO_2	5.1kPa	4.7~6.0kPa
PO_2	6.4kPa	12.0~14.5kPa

尿常规检查：尿蛋白（＋＋）；尿潜血（＋＋＋）

问　题

- 患者最可能的诊断是什么？
- 如何进一步检查和治疗？

回答 39

该患者存在呼吸衰竭和肾衰竭。呼吸衰竭可能是由于肾衰竭时液体负荷过重引起，但查体结果并不支持这种可能性（颈静脉压正常，广泛的粗湿啰音而不是吸气末期细湿啰音）。胸部 X 线示双肺渗出性改变。紫癜性皮疹和血小板、CRP 增高是典型的活动性血管炎表现。肺泡出血可导致缺氧及放射影像学改变，而没有大量咯血。

肺肾综合征主要包括：

- **系统性血管炎**：肉芽肿性多血管炎或韦格纳肉芽肿，是一种累及中小动脉的血管炎，导致上下呼吸道肉芽肿性炎症和坏死性肾小球肾炎。显微镜下多血管炎主要累及小静脉、毛细血管和小动脉，可引起肺出血和相似的肾脏损害。这两种疾病患者通常存在抗中性粒细胞胞浆抗体（antineutrophilic cytoplasmic antibodies，ANCA）阳性。

- **抗肾小球基底膜疾病**：Goodpasture 综合征。

- **系统性红斑狼疮**。

鼻出血病史说明累及上呼吸道，提示肉芽肿性多血管炎的可能性大于显微镜下多血管炎。两者均是累及小血管的血管炎，可引起坏死性肾小球肾炎和肺出血，也可影响皮肤、关节、眼和神经系统等器官。抗肾小球基底膜疾病不会引起皮疹。其他主要的鉴别诊断包括动脉栓塞性疾病、感染性心内膜炎和脑膜炎球菌败血症。

对该女性患者需要紧急治疗呼吸衰竭、代谢性酸中毒和高钾血症。应给予氧疗，以及无创或有创机械通气治疗。对高钾血症应静脉注射葡萄糖酸钙和输注葡萄糖、胰岛素，甚至进行透析或血液净化。

所有的急性肾衰竭患者都应行肾脏超声检查，以明确肾脏大小，排除梗阻。对该患者进行肾活检可以从组织学方面证实系统性血管炎的诊断，表现为局灶性坏死性血管炎并常伴有新月体形成。鼻部病变活检常无诊断价值，仅表现为坏死组织，可能导致诊断延误。应查血 ANCA，90% 未治疗的小血管炎病例呈阳性。患者的气体弥散系数可因肺出血暂时增加。

该患者需紧急行血浆置换，以及激素和环磷酰胺免疫抑制治疗。急性期后可用泼尼松龙和硫唑嘌呤维持治疗。利妥昔单抗越来越多地用于替代环磷酰胺，尤其对复发性血管炎病例。

要点

- 肉芽肿性多血管炎的肺部症状是咳嗽、气短和咯血
- 累及肺或肾的肉芽肿性多血管炎病例 ANCA 阳性率达到 90%
- 迅速治疗可防止不可逆的组织坏死

病例40：胸痛伴呼吸急促

病 史

患者男性，17岁，因剧烈胸痛和呼吸急促急诊就诊。几天前患者自觉咽部疼痛不适，随后背部和手臂亦出现疼痛并随病程进行性加重。就诊前6h突发右侧胸痛，伴有明显的呼吸急促。病程中患者因手臂部不适曾服用可待因和布洛芬。患者生于伦敦，为在校学生，与父母和妹妹居住。既往无任何病史。无家族病史。非洲加勒比裔人，

体格检查

体温：37.8℃；脉搏：112/min，律齐；呼吸：28/min；血压：136/85mmHg。患者的一般状况欠佳，嘴唇发绀，结膜苍白。颈静脉正常，未闻及心脏杂音。可闻及右侧胸膜摩擦音。腹部及神经系统正常。皮肤及关节未见异常。

辅助检查

- 患者的实验室检查结果如表40.1所示
- 患者的心电图（ECG）示：窦性心动过速
- 患者的胸部X线检查结果正常

表40.1 患者的实验室检查结果

项目	结果	正常参考值
血红蛋白	7.6g/dL	13.3～17.7g/dL
平均红细胞体积（MCV）	86fL	80～99fL
白细胞	16×10^9/L	（3.9～10.6）$\times 10^9$/L
血小板	162×10^9/L	（150～440）$\times 10^9$/L
血清钠	139mmol/L	135～145mmol/L
血清钾	4.4mmol/L	3.5～5.0mmol/L
尿素氮	6.2mmol/L	2.5～6.7mmol/L
肌酐	94μmol/L	70～120μmol/L
碳酸氢钠	24mmol/L	24～30mmol/L
动脉血气分析		
pH	7.33	7.38～7.44
PCO_2	2.6kPa	4.7～6.0kPa
PO_2	7.2kPa	12.0～14.5kPa

问 题

- 患者的诊断是什么？
- 如何治疗？

回答 40

该患者出现了严重的手臂及胸部疼痛，考虑诊断为镰状细胞病。该疾病主要发生于非洲黑人中，偶尔在地中海和中东地区出现。HbA（血红蛋白 A）珠蛋白 β 链第 6 位氨基酸上的谷氨酸被缬氨酸代替后形成 HbS（血红蛋白 S）。HbS 使红细胞扭曲成镰刀状，镰状细胞脆弱性增加，存活期减少，可阻塞小血管，导致溶血性贫血及组织梗死。由于多种原因，其中包括 HbF（血红蛋白 F）水平及社会经济因素，导致镰状细胞病具有多变的临床表现。儿童患者中，早期可由于慢性溶血导致黄疸和贫血，亦可出现痛性指趾炎。本患者的特点是胸膜炎所致炎性胸痛，呼吸急促，通常是由脱水或感染（喉咙痛）引起。胸膜疼痛和呼吸困难患者的主要鉴别诊断是肺炎、气胸和肺栓塞。

> **！ 镰状细胞病的主要潜在并发症**
>
> - 血栓：引起全身或局部疼痛，腹部、胸部危象，神经系统体征或阴茎异常勃起
> - 再生障碍性危机：由病毒引起
> - 溶血性疾病
> - 通常在肺隔离症危象的幼儿中伴有进展迅速的肝脾肿大
> - 无菌性坏死常发生于肱骨或股骨头
> - 肾衰竭由肾髓质梗死或肾小球疾病导致
> - 脾功能减退由于幼年期脾梗死导致

对该患者的治疗措施是休息、静脉输液、吸氧和有效镇痛。患者的动脉血氧含量低并出现发绀，由于存在贫血导致更难检测出发绀。应给予抗生素治疗感染。血涂片显示镰状红细胞和高价网织红细胞计数。血红蛋白电泳中显示 HbS 可以确定诊断，而 HbA 缺乏和 HbF 变化较大。该患者可能需要输血使镰状细胞水平小于 30%，并指定一个专家跟进治疗，这种方法已经被证明可以减少症状，提高护理质量。长期使用羟基脲可能会使该患者受益，提高 HbF，减少危象出现的次数。

> **🔑 要点**
>
> - 对非洲加勒比裔患者出现的胸部或腹部疼痛，镰状细胞病应该是被考虑的原因
> - 镰状细胞病患者应在专业的血液专科治疗并提供心理支持
> - 对出现严重血栓并发症的患者应输血治疗

病例 41：腹痛

病 史

患者女性，44 岁，因上腹部疼痛伴后背部放射痛就诊于家庭医生。就诊时患者的腹痛已持续 18h 且进行性加重，近 24h 内未进食，呕吐 4 次，呕吐物为胃内容物，无呕血。患病以来解少量糊状便。患者自觉发热，一般状态不佳，无尿频、尿痛，末次月经时间为两周前。3～4 个月前曾有类似症状，但腹痛较轻，持续 2～3d 后自行缓解。既往无特殊用药史。吸烟 15～20 支/天，每晚饮酒半瓶，否认服用摇头丸等类似兴奋剂。

体格检查

体温：38.8℃；脉搏：110/min；血压：102/64mmHg。一般状态欠佳，左肺底叩诊呈浊音。上腹部及中腹部轻压痛，肌紧张可疑，脐周反跳痛阳性。肋部可见皮肤色泽异常，肠鸣音减弱。直肠指检正常，指套可见少量褐色糊状便。

辅助检查

- 患者的实验室检查结果如表 41.1 所示
- 患者的胸片示：左侧胸腔少量积液
- 患者的腹部平片显示正常

表 41.1　患者的实验室检查结果

项目	结果	正常参考值
血红蛋白	15.3g/dL	11.7～15.7g/dL
白细胞	15.2×10^9/L	$(3.5～11.0) \times 10^9$/L
血小板	412×10^9/L	$(150～440) \times 10^9$/L
血清钠	140mmol/L	135～145mmol/L
血清钾	3.5mmol/L	3.5～5.0mmol/L
尿素氮	9.3mmol/L	2.5～6.7mmol/L
肌酐	82μmol/L	70～120μmol/L
C 反应蛋白（CRP）	192mg/L	<5mg/L

尿常规检查：尿蛋白（±）；尿潜血（±）；亚硝酸盐（−）

问 题

- 患者的初步诊断是什么？
- 如何评估病情及治疗？

回答41

该患者的初步诊断是急性胰腺炎，腹痛位于上腹部或中腹部，可放散至后背部。十二指肠球部后壁溃疡穿孔时可有类似的疼痛特点。恶心、呕吐、发热较常见，可同时伴有体液丢失进而导致血流动力学不稳定及低血容量性休克。心动过速、低血压及血液浓缩均提示液体丢失、血容量不足。重症急性胰腺炎时可出现腰肋部和脐周皮肤色泽呈青紫色改变，即 Grey-Turner 征和 Cullen 征，这也提示存在腹膜炎。胸腔积液及肺水肿均多见于左侧。白细胞计数及 CRP 升高均与急性胰腺炎严重程度相关。

75% 的急性胰腺炎是由于大量饮酒及胆道结石诱发，另外一些较少见的诱因包括高钙血症、高脂血症、腹部外伤及皮质类固醇、利尿剂、喷他脒、硫唑嘌呤类药物诱发，此外流行性腮腺炎、柯萨奇病毒感染及巨细胞病毒感染也是急性胰腺炎的诱因。

急性胰腺炎的诊断依据是临床症状及血淀粉酶、脂肪酶升高。血淀粉酶升高亦可见于肠系膜动脉缺血及其他一些急腹症。血淀粉酶升高 >3 倍标准值同时伴有典型的临床症状才可诊断急性胰腺炎。腹部 CT 检查可以辅助判断胰腺炎渗出情况但不是诊断的必要条件。腹部超声检查可以发现潜在的胆道系统病变，但在急性胰腺炎发作时敏感性不佳。磁共振胰胆管成像（magnetic resonance cholangio-pancreatography，MRCP）也可用于检测胆道及胰管的梗阻。

目前有多种评分标准可用于评估急性胰腺炎的严重程度。Ransom 评分现已广泛应用于饮酒所致急性胰腺炎的病情评估，但需在发病后 48h 内进行评测。

入院时：

- 年龄 >55 岁
- 白细胞计数 $>16 \times 10^9$/L
- 空腹血糖 >10mmol/L
- 血清乳酸脱氢酶（LDH）>350IU/L
- 谷草转氨酶（AST）水平 >250IU/L

发病 48h：

- 血细胞比容下降 >10%
- 尿素氮升高 >1.8mmol/L
- 血清钙 <2.0mmol/L
- PaO_2 <8.0kPa
- 碱缺乏 >4mEq/L
- 液体丢失 >600mL

以上每条为 1 分，分值 >2 提示为重型急性胰腺炎，需加强监测，应转入特护病房。目前 Glasgow 评分系统也已经得到了广泛应用。

治疗原则为大量补液、止痛、禁食水，补液量应考虑到液体丢失及腹腔渗液量。抗生素的使用目前尚无统一意见，一般情况下不作为常规应用。

感染相关系统并发症包括体液丢失、急性呼吸窘迫综合征、多器官衰竭及胰源性糖尿病。

低钙血症是由于腹膜后大量脂肪坏死分解成脂肪酸后与钙结合形成钙皂。胰腺炎局部并发症包括胰腺坏死，进而诱发感染，后可形成胰腺假性囊肿。

❗ 急性胰腺炎的鉴别诊断

- 胰腺假性囊肿
- 胰腺功能紊乱（糖尿病、胰腺内分泌功能障碍导致的营养吸收不良）
- 胰腺癌

尽管急性胰腺炎的临床表现多样，但并非全部出现。轻型者可仅表现为腹痛，常见的胰腺炎诱因如下：

- 饮酒
- 胆道结石
- 代谢障碍：家族遗传性胰腺炎、高钙血症、高脂血症、代谢紊乱
- 腹部创伤
- 穿透性溃疡
- 恶性肿瘤
- 药物：类固醇类、磺胺类、噻嗪类利尿剂
- 感染：流行性腮腺炎、柯萨奇病毒感染、支原体肺炎、蛔虫病、华支睾吸虫感染
- 先天性解剖结构发育异常：胆总管囊肿、胰腺分裂

✒ 要点

- 急性胰腺炎最常见的诱因为大量饮酒及胆道结石
- 急性胰腺炎的诊断依据需包括临床症状及血淀粉酶、脂肪酶的明显升高
- 充分有效地补液是治疗中的一个重要环节

病例 42：术后肾功能恶化

病　史

患者女性，62岁，因盲肠癌行右半结肠切除术后10d入院。患者10d前因缺铁性贫血及大便习惯改变行结肠镜检查，发现盲肠肿瘤。术前查血清肌酐76μmol/L。手术顺利，给予头孢呋辛和甲硝唑常规预防感染。术后患者腹痛，考虑肠梗阻。在术后的第5天，患者突发高热，体温38.5℃，给予静脉注射庆大霉素每次80mg/h。之后的5天患者仍持续发热，血培养结果阴性。近1天，在静脉予以胶体液的情况下，收缩压在95mmHg左右，尿量为15mL/h。无其他疾病史。患者为退休教师，无吸烟、饮酒史，无服用药物史。

体格检查

呼吸：30/min；血压：95/60mmHg；脉搏：110/min。一般情况差，大量出汗，皮肤巩膜黄染。律齐，颈静脉压未升高，心音正常。呼吸音正常。腹部柔软，右侧髂窝有肌紧张，肠鸣音消失。

辅助检查

● 患者的实验室检查结果如表42.1所示

表 42.1　患者的实验室检查结果

项目	结果	正常参考值
血红蛋白	8.2g/dL	11.7~15.7g/dL
平均红细胞体积（MCV）	83fL	80~99fL
白细胞	$26.3 \times 10^9/L$	$(3.5 \sim 11.0) \times 10^9/L$
血小板	$94 \times 10^9/L$	$(150 \sim 440) \times 10^9/L$
血清钠	126mmol/L	（135~145）mmol/L
血清钾	5.8mmol/L	3.5~5.0mmol/L
碳酸氢盐	6mmol/L	24~30mmol/L
尿素氮	36.2mmol/L	2.5~6.7mmol/L
肌酐	523μmol/L	70~120μmol/L
血糖	2.6mmol/L	4.0~6.0mmol/L
白蛋白	31g/L	35~50g/L
胆红素	95mmol/L	3~17mmol/L
谷氨酸氨基转移酶	63IU/L	5~35IU/L
碱性磷酸酶	363IU/L	30~300IU/L
庆大霉素谷值水平	4.8mg/mL	<2.0mg/mL

尿常规检查：尿蛋白（+）；尿潜血（+）；可见颗粒细胞及上皮细胞

问　题

● 引起患者急性肾衰竭的原因是什么？

● 如何进一步检查和治疗？

回答 42

患者术后急性肾衰竭考虑为腹腔内败血症及氨基糖苷类抗生素的肾毒性共同作用的结果。患者吻合口瘘引起局部腹膜炎导致脓毒血症，给予抗生素后腹膜炎有所控制。其脓毒血症表现为发热、心动过速、低血压、低血糖、代谢性酸中毒（HCO_3^- 降低）和少尿。一旦细胞膜的功能受损，就会出现低钠血症和高钾血症。白细胞计数升高是细菌感染的表现，弥漫性血管内凝血使血小板计数降低。黄疸和肝功能异常均是腹腔内脓毒症的特征。氨基糖甙类抗生素（庆大霉素、链霉素、阿米卡星）可引起听觉、前庭功能障碍以及急性肾衰竭。氨基糖苷类药物的肾毒性危险因素有：高剂量、长时间持续用药，高龄，肝肾功能障碍，血容量不足。氨基糖苷类药物的肾毒性通常于开始治疗后第 7 ~ 10d 出现。给药期间监测谷浓度很重要，谷浓度升高通常表明因肾小球滤过率减少所致的药物排泄减少，所以当谷浓度升高时表明肾毒性已经存在。

对该患者需行紧急复苏，转至重症监护室；行动脉和中心静脉压监测，以准确评估患者的胶体液及正性肌力药物的使用；也可采用透析替代疗法纠正酸中毒和高钾血症，在患者血流动力学不稳定的情况下，推荐连续血液滤过；还需行急诊手术探查，并行腹部超声或 CT 来明确脓肿的位置。当患者的血流动力学稳定后，应该立即行剖腹探查术，放置引流管引流脓液，并暂时行结肠造瘘。

要点

- 术后急性肾衰竭常常是由多种因素如低血压、脓毒症、肾毒性药物（如氨基糖苷类和非甾体类抗炎药物）的使用等相互作用的结果
- 氨基糖苷类药物用于治疗革兰氏阴性菌感染非常有效，但为避免其肾毒性，必须监测血药浓度水平
- 必须及早识别并积极治疗脓毒症，以减少发病率和死亡率

病例43：腹部不适

病　史

患者女性，64 岁，因轻度腹部不适 6 个月门诊就诊。6 个月来患者出现腹部不适间歇性发作，以右侧髂窝处为主，与饮食及排便无明显相关。近来腹部不适程度较前加重，发作较前频繁。自发病来，食欲下降，体重减轻约 5kg。患者 6 周来腹痛位置固定在右侧髂窝处，呈阵发性绞痛，疼痛与排便、腹泻相关，疼痛发作时伴面色潮红，自觉面色潮红可能与腹部不适及排便急迫相关。既往无其他相关病史。吸烟 45 年，15 支/天，饮酒约 7 盎司/周（1 盎司＝29.27mL）。过去数月中偶感气喘，常可闻及自己的气喘声。否认哮喘病史，否认家族有哮喘及其他过敏病史。

患者从事教学秘书工作 30 年，无职业暴露史，未养宠物，长期生活在伦敦，唯一的外出旅游是法国 1 日游。

辅助检查

- 患者的腹部 CT 检查结果如图 43.1 所示

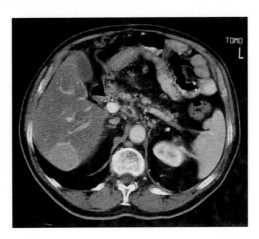

图 43.1　腹部 CT

问　题

- 患者的初步诊断是什么？
- 如何进一步检查？

回答 43

根据患者的描述考虑诊断为 5-羟色胺分泌相关的类癌综合征，该病的典型临床症状是面部潮红、腹部绞痛和腹泻，有时会出现气喘（哮喘）和右心瓣膜病变。症状通常间歇发作，症状的出现与 5-羟色胺的活化释放相关。皮肤的改变可能会持续存在。

腹部 CT 示肝脏占位性病变考虑转移性可能，低密度灶是含液体囊样坏死。其他的继发性肿瘤会有类似的表现。小肠类癌通常无症状，转移至肝脏后出现症状，也可能会产生局部梗阻症状或出血。

类癌的症状与其分泌的 5－羟色胺相关，依据 24h 尿液中 5－羟吲哚乙酸水平的升高可诊断。组织学诊断依据是在超声及 CT 引导下行肝脏穿刺活检。

5－羟色胺拮抗剂如赛庚啶、色氨酸羟化酶抑制剂（抑制 5－羟色胺的合成，如对氯苯丙氨酸）以及奥曲肽（抑制 5－羟色胺释放）等药物可控制类癌的临床症状。应用介入放射学技术如动脉栓塞治疗可使肿瘤组织变小从而减轻症状。

当出现上述典型症状时，应考虑类癌，事实上，大多数关于怀疑类癌的相关实验室检查结果都是阴性的。

类癌可以发生在肺脏，在此部位被视作生长缓慢的恶性肿瘤，最终会引起左心功能障碍。其他类癌的典型特征仅出现在发生肝脏转移后。

要点

- 类癌综合征的症状有间歇性皮肤潮红、腹泻、喘息及腹部绞痛
- 类癌是引起上述症状的常见原因
- 症状通常出现在类癌发生肝脏转移之后

病例44：在家中昏迷

病　史

　　患者女性，28岁，因昏迷被急诊送入院。患者被送往急诊室时正处于昏迷状态，其男友发现她躺在地上昏迷不醒，过去的48h内一直没有人见过她。在患者处未能得到病史信息，但她的男友提供消息称二人均静脉注射海洛因成瘾。患者没有工作，吸烟25支/天，饮酒量40个酒精单位/周，且过去4年来一直注射海洛因。二人偶尔与其他吸毒者共用针头。1年前二者的艾滋病检测结果均显示为阴性。患者过去未表现出自杀企图，无其他疾病。与家人失去了联系。

体格检查

　　呼吸：12/min；脉搏：64/min；血压：110/60mmHg。身上有多处陈旧疤痕性穿刺伤口。颈静脉压不高，心音正常。肺部叩诊呈浊音，左侧靠后有支气管呼吸音。意识水平较低，但对疼痛刺激有反应。瞳孔呈针尖样，但没有局部神经体征。静脉注射纳洛酮能引起意识水平短暂升高。左上肢肩部以下肿胀，伴疼痛。

辅助检查

- 患者的实验室检查结果如表44.1所示
- 心电图（ECG）示：纵波扁平；T波尖；左下方大范围实变

表44.1　患者的实验室检查结果

项目	结果	正常参考值
血红蛋白	13.6g/dL	13.3～17.7g/dL
白细胞	9.2×10^9/L	$(3.9～10.6) \times 10^9$/L
血小板	233×10^9/L	$(150～440) \times 10^9$/L
血清钠	137mmol/L	135～145mmol/L
血清钾	7.8mmol/L	3.5～5.0mmol/L
尿素氮	42.3mmol/L	2.5～6.7mmol/L
肌酐	622μmol/L	70～120μmol/L
碳酸氢钠	14mmol/L	24～30mmol/L
葡萄糖	4.1mmol/L	4.0～6.0mmol/L
血清钙	1.64mmol/L	2.12～2.65mmol/L
磷酸盐	3.6mmol/L	0.8～1.45mmol/L
肌酸激酶	68 000IU/L	25～195IU/L
血气分析		
pH	7.27	7.38～7.44
PCO_2	7.5kPa	4.7～6.0kPa
PO_2	9.2kPa	12.0～14.5kPa

尿常规检查：尿蛋白（＋）；尿潜血（＋＋＋）
尿沉渣镜检：尿呈褐色；无红细胞；多粒性管型

问　题

- 患者发生急性肾衰竭的原因是什么？
- 对患者如何进行短期和长期治疗？

回答 44

该患者因横纹肌溶解症导致急性肾衰竭。严重的肌肉损伤导致血清肌酸激酶（creatine kinase，CK）水平升高，血清钾和磷水平升高。由于摄入酒精和静脉注射海洛因过量，她已经在左胳膊被压迫的情况下昏迷不醒数个小时了，因此，导致了严重的缺血性肌肉损伤，从而导致肌红蛋白释放，而肌红蛋白对肾脏有毒性。横纹肌溶解症的其他病因包括挤压伤，严重低钾血症，运动过度，肌肉疾病，药物（如环孢素和他汀类药物）和某些病毒感染。尿的颜色较深是因为含有肌红蛋白，导致血液试纸检测呈假阳性。肌红蛋白的半衰期为 2~3h，远短于 CK，因此经常出现肌红蛋白尿已经消失，而 CK 的含量依旧在上升的情况。

横纹肌溶解引起的急性肾衰竭少尿期出现严重低钙血症，是肌肉中钙聚集和 1，25 - 钙质动用素含量减少所引起，通常在恢复阶段会发生反弹，出现高钙血症。由于阿片类药物和酒精的毒性，这位女性当前意识水平仍然较低，且有临床证据和影像学证据表明她患有吸入性肺炎。因为急性肾衰竭和呼吸抑制（PCO_2 升高），患者既有代谢性酸中毒，也有呼吸性酸中毒（pH 低、酸式碳酸盐）。由于通气不足且患有肺炎，患者的动脉氧合减少。因为肌肉肿胀严重，患者的胳膊处也有筋膜综合征。

从心电图（ECG）变化来看，患者的高钾血症危及生命。高钾血症体现在心电图变化上，早期特征表现为 T 波峰化，P 波扁平，PR 间隔延长到后期的 QRS 综合波变宽，正弦波型和心室颤动。急救治疗包括静脉注射葡萄糖酸钙，稳定心脏传导，静脉注射胰岛素或葡萄糖，静脉注射碳酸氢钠和雾化吸入沙丁胺醇，这些手段都能通过增加细胞对钾的吸收而暂时降低血浆钾含量。但是，这些步骤都应该被视作是安排紧急肾脏透析期间的权宜之计。

胸部 X 线和临床表现显示左肺下叶发生实变。应该先安排该患者在重症监护室治疗。需要给予抗生素治疗肺炎，静脉给予纳洛酮或机械通气来对抗呼吸衰竭的症状。对患者积极补液，同时监测中心静脉压。如果能维持良好的尿量，就可以通过静脉给碳酸氢钠将尿 pH 维持在 7 以上，防止肌红蛋白的肾毒性。也应紧急考虑是否可以对患者进行筋膜切开术，以缓解其手臂上的筋膜间隙综合征。

从长远来看，该患者需要心理咨询，且她和其男友都需要戒毒康复治疗。同时，还应对两人进行血液传播病毒（乙型肝炎病毒、丙型肝炎病毒和艾滋病毒）检查。

 要点

• 肌酸激酶水平极高这一点可以作为横纹肌溶解症的诊断依据。横纹肌溶解症不一定出现肌红蛋白尿产生的红色或棕色尿液，因为肌红蛋白消失的速度较快

• 他汀类药物应用广泛，已成为横纹肌溶解症的常见发病原因，特别是使用高剂量的联合环孢素时更是如此

• 尽早充分补液以及强化碱化尿液可以防止横纹肌溶解症对肾脏造成的损害

病例 45：手臂疼痛

病　史

患者女性，45 岁，因手臂疼痛就诊于家庭医生。患者在过去的 5 周内一直因右前臂疼痛而半夜醒来。睡前服用对乙酰氨基酚或布洛芬能够有所缓解，但仍睡眠不佳。既往有轻度类风湿关节炎，累及掌指关节、手腕和脚踝，6 个月前开始服用氨甲蝶呤，病情得到了控制。近 1 周来，患者自诉右臂疼痛不适影响到她使用键盘工作。患者是一名秘书，关节炎影响了其工作，但是自从使用氨甲蝶呤以来，便能够进行全职工作。无其他相关病史。其母亲患有甲状腺功能减退症，正接受治疗，两个姐妹患有 2 型糖尿病。患者不吸烟，饮酒量约为 4 个酒精单位/周。

体格检查

脉搏：68/min；血压：132/82mmHg。患者体重 90kg，身高 1.68m，疼痛部位无压痛或皮肤异常。有轻度尺侧屈，但是掌指关节处无压痛或软组织肿胀。肘关节和肩关节活动不受限，无痛感。神经系统检查显示右手食指和无名指处针刺感及两点辨别力减退。手腕不适对手部肌肉的力量限制较少，但是右侧拇指的外展动作似乎较其他动作弱。

辅助检查

- 患者的实验室检查结果如表 45.1 所示

表 45.1　患者的实验室检查结果

项目	结果	正常参考值
血红蛋白	12.5g/dL	11.7 ~ 15.7g/dL
平均红细胞体积（MCV）	102fL	80 ~ 99fL
白细胞	8.2×10^9/L	$(3.5 ~ 11.0) \times 10^9$/L
血小板	350×10^9/L	$(150 ~ 440) \times 10^9$/L
血清钠	139mmol/L	135 ~ 145mmol/L
血清钾	4.5mmol/L	3.5 ~ 5.0mmol/L
尿素氮	4.4mmol/L	2.5 ~ 6.7mmol/L
肌酐	81μmol/L	70 ~ 120μmol/L
葡萄糖	4.8mmol/L	4.0 ~ 6.0mmol/L

问　题

- 患者的诊断是什么？
- 如何检查和治疗？

回答 45

夜间前臂疼痛是手腕腕管的正中神经受压迫后引起了腕管综合征的特征性表现。有很多因素都能导致这位女性患上腕管综合征：类风湿性关节炎与腕管综合征相关，同时，在工作中或者其他活动中用手较多的人也更有可能患上腕管综合征，该患者重新开始做秘书工作可能就是一个诱因，其他活动，例如绘画或者DIY活动也有可能引发该病；甲状腺功能减退症的家族病史是另外一个相关原因；肥胖（BMI：$31.9kg/m^2$）可能也是一个原因。随机血糖表明，患者没有糖尿病，但是减肥对她来说仍然是个明智的建议。患腕管综合征的女性多于男性，可能由于液体潴留，女性怀孕期间有可能患上腕管综合征。

检查证明，正中神经的分布上有一些感知问题，且由正中神经支配的手掌鱼际区外展拇短肌力量较弱。需要进行仔细检查，从 T1 病变和活动性关节炎带来的力量较弱等其他神经系统问题来鉴别是否为腕管综合征。Tinel 测试和 Phalen 操作法也有助于确定腕管综合征，前者是轻微敲击正中神经，在正中神经分布上引起刺痛；后者是在腕管处加压，强制腕屈曲 30~60s 查看症状是否加剧。

血液化验中显著异常的指标仅有 MCV，比正常水平高，这可能与甲状腺功能减退有关，她需要进一步检查促甲状腺激素（TSH）水平。另外，患者正在使用氨甲蝶呤，长期使用氨甲蝶呤治疗会引起 MCV 含量升高，也可能表明叶酸缺乏，也没有迹象表明患者服用叶酸。除了检测 TSH 之外，还应该对患者进行叶酸、维生素 B_{12} 及肝功能检测，以确定有无巨幼红细胞血症。

对本病例的腕管综合征初步治疗方案是停止刺激性动作，暂时穿戴夜间夹板，这通常对早期症状有效。如果症状仍然存在，就需要进行神经传导检测，确认病变的部位和程度，可以考虑局部注射类固醇或手术减压。若问题不严重，则预后一般良好，虽然可能会残存轻微的刺痛。

 要点

- 腕管综合征通常表现为前臂夜间疼痛
- 病因主要是甲状腺功能减退症、类风湿关节炎、糖尿病、肢端肥大症、肥胖、液体潴留以及重复屈腕活动和创伤
- 大部分患者不需要手术治疗

病例 46：眩晕与恶心

病　史

患者女性，17 岁，因重度眩晕数小时被送往急救室。既往无类似发作史，发作时伴视物旋转、恶心、嗜睡，发作前后无头痛。既往体健，无吸烟史，自诉无饮酒史及吸毒史，平日未曾服用常规药物。与父母一起生活，3 周后入读高中，其父亲患有癫痫，母亲患有甲状腺功能减退症。

体格检查

呼吸：12/min；脉搏：64/min；血压：90/70mmHg。患者嗜睡，言语欠清晰。心、肺及腹部查体均未见明显异常。步态蹒跚，共济运动欠协调，余周围神经查体未见明显异常。双侧瞳孔等大，光反射灵敏，眼球各方向运动自如，可见各方向眼震；眼底镜检查未见明显异常。听力正常。余颅神经检查均未见明显异常。

问　题

- 患者的诊断是什么？
- 眩晕的主要鉴别诊断有哪些？
- 如何进一步处理？

回答 46

17岁女性，急性起病，表现为上述症状及体征，伴嗜睡，多考虑由药物过量引起。因其父亲患有癫痫，可能服用抗癫痫药物，首要考虑患者由于过度担心即将面临的考试，而过量服用了其父亲用于控制癫痫发作的苯妥英钠。过量摄入苯巴比妥、酒精或苯妥英钠类药物可导致急性神经中毒症状，表现为眩晕、构音障碍、共济失调及眼球震颤，严重时可出现昏迷、呼吸抑制及低血压表现。

眩晕是一种肢体对空间定向的错觉，主要表现为身体或周围环境旋转的感觉。

! **眩晕的病因**

周围性病变	中枢性病变
良性阵发性位置性眩晕	脑干梗死
前庭神经元炎	颅后窝肿瘤
梅尼埃病	多发性硬化
中耳疾病	酒精性或药物性
氨基糖苷类抗生素毒性作用	偏头痛、癫痫

眩晕的持续时间有助于区分眩晕发生的原因。良性阵发性位置性眩晕持续时间多不足1min；梅尼埃病导致的眩晕常反复发作且持续时间多超过24h；前庭神经元炎多不易复发但持续时间达数天；而由药物耳毒性引起的眩晕常呈永久性；脑干梗死多继发于弥漫性血管性疾病，多伴有锥体束征；多发性硬化可能初发症状为急性发作的眩晕，持续2~3周；颅后窝肿瘤多表现为由占位性病变引起的症状及体征；听神经瘤多表现为眩晕和耳聋；偏头痛患者多伴有恶心呕吐；颞叶癫痫也可发生旋转性头晕，与幻听或幻视相关。中枢性病变引起的眼震可以是多方向或垂直性的；周围性病变常表现为单侧水平性眼球震颤。

该患者的诊断可通过检测血浆中苯妥英钠含量及询问其父亲检查抗癫痫药是否减少做出诊断。洗胃应该在患者服药后12h内进行，口服活性炭可能有一定作用，美国国家中毒信息服务中心可对治疗提供帮助，出院前应由青少年精神科专家对患者进行心理评估及治疗。

 要点

- 眩晕可由多种神经系统功能紊乱性疾病引起
- 详细的病史询问及查体对明确眩晕的病因和诊断非常重要
- 对于意识水平下降及呼吸抑制的患者需考虑药物过量的可能

病例 47：胸痛

病　史

患者女性，64 岁，因胸骨后疼痛 10 年就诊。患者的胸骨后疼痛呈烧灼样并有紧缩感，多在夜间睡眠时或弯腰时出现，偶尔进食或运动可诱发，与呼吸运动及体位变化无关。自行口服"硝酸甘油"或"消食片"，上述疼痛可稍有缓解。

体格检查

患者的身高为 1.62m，体重为 82kg，体重指数为 31.3kg/m² （正常参考值：20 ~ 25kg/m²）。心血管、呼吸及消化系统查体无异常。

辅助检查

- 血常规、肾功、肝功均正常
- 胸部 X 线检查结果正常，心电图检查结果如图 47.1 所示
- 心电图运动负荷试验，运动时间 8min，心率最高达 130/min，ST 段无改变，心率及血压均正常

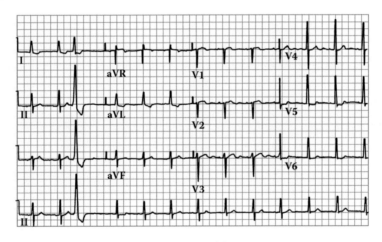

图 47.1　心电图

问　题

- 患者可能的诊断是什么？
- 如何正确处理？

回答 47

根据该病例的临床表现特点，考虑诊断食管反流。疼痛的特点和部位，以及疼痛与平躺及弯腰相关均提示食管反流可能性大。该患者的体重超重增加了食管反流的可能性。服用硝酸甘油或抗酸药可使疼痛缓解，但不是决定性因素。心电图显示室性期前收缩，I、aVL、V5 和 V6 导联 T 波改变，提示可能为心肌缺血，但无特异性。心电图运动负荷试验无异常，虽然不能绝对排除缺血性心脏病，但降低了其可能性。其他原因导致的胸痛病史多较短。

结合患者的病史时间长及其症状特点考虑诊断食管反流，下一步应给予服用 H_2 受体阻断剂或质子泵抑制剂（奥美拉唑或兰索拉唑）进行试验性食管抗酸治疗。如果治疗后疼痛缓解，建议患者配合减肥及夜间睡眠时抬高床头。如仍存疑虑，可行钡餐检查观察反流倾向，行胃镜检查观察有无食管炎。食管反流、胃镜活检提示食管炎、烧心症状，三者之间存在广泛的关联，但也均可独立发生。

此外，监测 24 小时食管 pH，通过鼻腔将 pH 敏感电极置入食管，客观测量酸到达食管的量及发生的时间，也可提供有用的信息。

该患者的胃镜检查显示食管炎，服用奥美拉唑及海藻酸钠后症状缓解，但减肥未成功。

 要点

- 非特异性胸痛患者如心电图正常，则食管源性胸痛是常见原因
- 记录 24 小时食管 pH 可提供胃酸反流的进一步信息

病例48：头痛

病 史

患者女性，44岁，因头痛就诊于家庭医生。患者数年前出现头痛，迁延至今，近期日渐加重，主要表现为双侧剧烈头痛，伴食欲减退、睡眠困难及早醒，无视觉障碍和呕吐。既往有"湿疹"、"肠易激综合征"病史，目前无明显不适。患者离异，现独自抚养一个10岁和一个12岁的孩子。日常兼职办公室保洁工作。患者的母亲因脑肿瘤近期去世。平素吸烟约15支/天，饮酒量15个酒精单位/周。长期服用对乙酰氨基酚或布洛芬缓解头痛。

体格检查

脉搏：74/min，律齐；血压：118/76mmHg。言语少。心、肺、腹、淋巴结及乳房检查均未见明显异常。神经系统查体无定位体征。眼底检查未见异常。

问 题

- 患者可能的诊断是什么？
- 主要鉴别诊断有哪些？
- 如何处理？

回答 48

　　该患者系慢性紧张性头痛，为最常见的头痛类型，多见于 50 岁以下人群。头痛表现为双侧性，放射至顶部，但较集中，通常被描述为头周压迫感，无视觉症状及呕吐，一般夜间明显。患者可出现抑郁状态（本例女性患者已表现出食欲减退和睡眠紊乱症状），常有明确的负性生活事件，如亲人去世或工作不顺利。患者母亲患有颅内肿瘤，医生需关注该病的可能。她独自照顾两个孩子，平时从事兼职工作。神经查体正常是重要的确诊依据。

⚠ 慢性头痛的主要鉴别诊断

　　● 典型偏头痛：出现视觉先兆症状后 30min 内出现严重的半侧头部搏动性头痛，伴有畏光、恶心、呕吐，发作持续数小时。多在青年时期发病，常有家族史

　　● 丛集性头痛：男性多发，为单侧眼眶周围剧烈疼痛。典型表现为入睡 1~2h 后发作，疼痛持续 1~2h。上述症状每晚反复发作，持续 6~8 周

　　● 占位性病变引起的头痛（如肿瘤或脓肿）：头痛早期常不明显，数周后疼痛变得严重，咳嗽或打喷嚏可加重疼痛。晨起头痛症状明显，可伴有呕吐，常伴有其他方面的表现，如人格改变和局部神经体征

　　● 其他原因引起的头痛：鼻窦炎、口腔疾病、颈椎病、青光眼、外伤后头痛

　　本病例的重点是明确诊断，解除患者对症状的担忧。特定情况下，有必要完善头颅 CT 检查以明确诊断。需要进一步关注患者的抑郁问题，可能需要抗抑郁药物治疗。

要点

● 紧张性头痛经常发生于 50 岁以下人群，具有抑郁症的特点
● 紧张型头痛诊断时需要排除其他疾病

病例 49：头痛和意识模糊

病　史

患者男性，55 岁，因头痛和意识模糊住院。患者咳嗽，体温 38.2℃，无其他特殊不适。2 个月前患者因咳嗽、咳痰住院，查痰涂片抗酸染色阳性。自诉有体重减轻和盗汗。10 年前有头部外伤史。吸烟 15 支/天，饮酒量 40~60 个酒精单位/周。该患者居住在收容站，住院 1 周后出院，予以利福平、异烟肼、乙胺丁醇和吡嗪酰胺、维生素 B_6 治疗。当时的胸部 X 线报告右上肺渗出可能。

体格检查

呼吸：22/min。消瘦体弱，轻度嗜睡。简易精神检查评分 8/10。上背部听诊可闻及湿啰音。无神经系统阳性体征。

辅助检查

- 胸部 X 线检查如图 49.1 所示

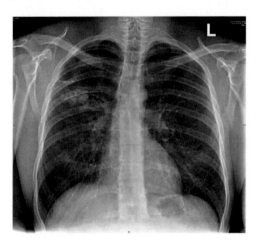

图 49.1　胸部 X 线片

问　题

- 患者第二次住院的原因是什么？

回答 49

患者的胸部 X 线示右上肺广泛病变，似较 2 个月前第 1 次住院时病变进展，可能为肺结核恶化，原因可能是细菌耐药，更可能是未按医嘱服药。结核进展的危险因素是营养不良、过度饮酒和免疫抑制（HIV，免疫抑制治疗），高发于印度半岛和非洲部分地区。

头痛和意识模糊提示结核性脑膜炎的可能。其他的可能原因是抗结核药物和酒精导致的肝损害，会出现临床黄疸、低钠血症或高钙血症。如果没有上述表现，应行腰椎穿刺明确有无颅内压增高。建议首先行头颅 CT 检查，因为酒后跌倒可能导致硬膜下出血，进而引起头痛和意识模糊。

自痰抗酸染色阳性已 2 个月，应有痰培养和药敏结果回报。应核查上述结果，以确认病原体为结核分枝杆菌和该患者对服用的 4 种抗结核药物的敏感度。通过检测血抗结核药物浓度了解患者的服药依从性。服用利福平的前 8h 其代谢产物会使尿液呈橘红色。

与先前的胸部 X 线片对比，患者的右上肺阴影扩展。仅根据胸部 X 线确认结核活动性是困难的，但阴影扩展明显可疑，软性阴影更是与疾病活动相关。痰涂片示抗酸菌阳性，证实患者未规律服药，患者停止饮酒后头痛和意识模糊症状消失，对该患者接下来的抗结核治疗应在直接督导下进行，采用每周 3 次的方案，由当地区域护士或卫生监督员监督。

 要点

- 对治疗的依从性差是抗结核治疗和其他治疗失败最常见的原因
- 怀疑存在治疗依从性问题时应直接督导治疗
- 初始的聚合酶链反应（polymerase chain reaction，PCR）检测可预测耐药

病例 50：胸痛和气短

病 史

患者女性，29 岁，因突发右侧胸痛，伴有气短急诊入院。患者于凌晨 3 点痛醒。胸痛随深呼吸和咳嗽加重。气短从开始出现到患者急诊就诊持续超过 4h 以上。伴有轻度干咳。既往有哮喘，使用沙丁胺醇和倍氯米松控制良好，无其他病史。无特殊家族史。患者是一名驾驶教练，3 周前从澳大利亚度假 3 周归来。外出期间无患病。过去 4 年间服用避孕药。

体格检查

体温：37.4℃；脉搏：128/min；呼吸：24/min；血压：110/64mmHg。颈静脉压升高 3cm，峰流速 410L/min。呼吸系统查体显示呼吸动度因疼痛减弱。叩诊和触觉语颤正常对称。右下肋膈角可闻及胸膜摩擦音，未闻及其他附加音。其他查体正常。

辅助检查

- 心电图检查结果如图 50.1 所示
- 胸部 X 线片如图 50.2 所示

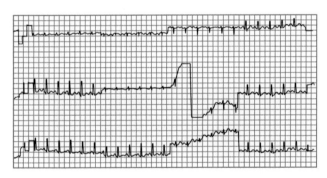

图 50.1　心电图

问 题

- 患者可能的诊断是什么？
- 如何进一步确诊？

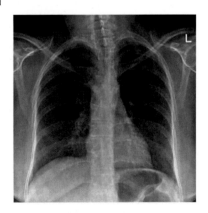

图 50.2　胸部 X 线片

回答50

该女性突发胸膜性疼痛、气短和咳嗽。气促、心动过速、颈静脉压升高和胸膜摩擦音的体征符合肺栓塞的诊断。峰流速 410L/min 表明哮喘不能解释她的气短症状。

鉴别诊断包括肺炎、气胸和肺栓塞。该患者的临床症状不支持气胸和肺炎的诊断。肺栓塞可能的危险因素是 3 周前的长途飞行史，口服避孕药和长期坐位工作。其他易患因素如静脉药物滥用，也应该考虑在内。心电图示窦性心动过速。除大面积肺栓塞外，常提到的 S1Q3T3 模式并不常见。其他体征，例如一过性右心肥大，肺型 P 波和 T 波改变也可以出现。胸部 X 线正常排除了气胸和大叶性肺炎。

肺通气灌注扫描可用来发现通气 - 血流不匹配的区域。高度可疑诊断肺栓塞。肺动脉造影是诊断肺栓塞的金标准，但这是一项有创检查。在胸部 X 线检查结果正常且没有慢性肺部疾病史的病例，模棱两可的通气灌注扫描结果是非常少见的，通常不需要进一步检查，而在 COPD 和哮喘等慢性肺部疾病患者中，肺通气灌注扫描更可能难以解释，常需要行进一步的检查。对该病例进行了肺血管造影（图 50.3），结果显示右下肺动脉栓子充盈缺损。

部分病例可行下肢静脉多普勒检查来寻找栓子来源，但血 D - 二聚体阴性患者发现栓塞和血栓形成的可能性低。

对该患者需要立即给予肝素治疗，通常使用皮下低分子肝素。如果该病例可持续 6 个月，则抗凝治疗可过渡为华法林。应考虑更换避孕方式，建议坐位工作期间交替步行或进行其他腿部运动。对大的栓子导致血流动力学不稳定的病例可考虑溶栓治疗。

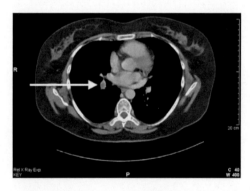

图 50.3　肺血管造影

🐾要点

- 在胸部 X 线检查结果正常且没有慢性肺部疾病史的病例，肺通气灌注扫描有很好的敏感度和特异度
- 胸部 X 线和心电图对肺栓塞的诊断常没有帮助
- 在肺通气灌注扫描可能无法诊断时，可行 CT 肺血管成像

病例51：胸痛

病 史

患者男性，62岁，因胸痛入院。患者疼痛的部位为胸部正中央，患者来急诊室前胸痛已持续了3h。胸痛放射至下颌及左肩，同时伴有恶心。患者此前在运动时会感到胸痛，该症状已经持续了6个月。患者无饮酒史，吸烟史40余年，10支/天。在过去的2年内，患者常服用阿司匹林和β-受体阻滞剂，且医生给他开了硝酸甘油喷雾剂以备急用，他每周用2~3次。其父亲66岁时死于心肌梗死，65岁的哥哥在4年前接受了冠状动脉旁路移植手术。无其他既往病史，工作是保安。

体格检查

脉搏：110/min；血压：138/82mmHg。患者大汗淋漓，诉明显疼痛，但心血管系统或呼吸系统检查无异常。

辅助检查

• 患者的心电图（ECG）检查结果如图51.1所示

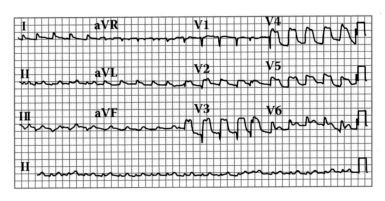

图51.1 心电图

针对患者的左前冠状动脉重度病变，医生给予镇痛治疗，并实施了紧急的原发性血管成形术并植入支架，治疗中加用了clopidrogel。治疗后疼痛减轻，但2d后又开始发作。入院后第4天，患者的情况更差。

在检查中发现患者的颈静脉压升到了胸骨柄角6cm以上。血压102/64mmHg，脉搏106/min，均正常，体温是37.8℃。在心脏听诊中，发现整个心前区有响亮的收缩期杂音。呼吸系统检查发现肺底部有晚吸气音，且在肺中部仍能听到。检查中未发现肺其他部位有异常。胸部X线检查结果如图51.2所示。

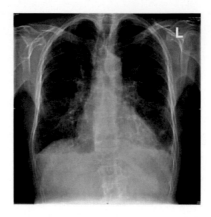

图 51.2　胸部 X 线片

问　题

- 患者可能的诊断是什么？
- 如何进一步确诊？

回答51

从心电图上的 V2 和 V3 的 Q 波，以及 V2、V3、V4 和 V5 升高的 ST 段可以看出，这位 62 岁的男性患者有前间壁心肌梗死。患者术后第 4 天突然症状加剧，但是没有初始的问题。晚吸气音是肺水肿的典型症状，胸部 X 线检查也证实了这一点，X 线显示肺门处有肺泡充盈，肺底部有克氏 B 线，肋膈角钝化且伴有少量胸腔积液。

问题可能出现在这一阶段，出现呼吸急促证明有更严重的心肌梗死、心律失常、二尖瓣腱索断裂、室间隔穿孔甚至心室游离壁与肺栓塞，前四种疾病都可能导致患者发生肺水肿和颈静脉压升高。肺栓塞的同时可能产生颈静脉压升高，但在体格检查和 X 线检查上不会显示出肺水肿。

二尖瓣从腱索处急性断裂、室间隔缺血性穿孔都会产生响亮的全收缩期杂音。杂音强度最大的部位可能会有所不同，弦断裂处顶端和胸骨边缘左下方可能有所不同，但如果杂音过大，可能不会有区别。超声心动图可予以鉴别。

急性室间隔缺损或腱索断裂的治疗应该是相似的，应约请心脏外科医生会诊。如果这些病变产生血流动力学问题，则有必要进行手术。如果问题严重则需要进行紧急手术，或待实施补救措施，患者情况稳定后再实施手术，或者用主动脉球囊反搏器进行反搏。如果二尖瓣乳头肌缺血，则有可能出现手术轻度失败与全收缩期杂音，这种情况可以用补救措施治疗，不进行手术干预，并能通过超声心动图辨别。

要点

- 患者发生心肌梗死后应仔细评估呼吸困难的原因
- 因为心肌梗死后发生腱索断裂，所以很难区分缺血性室间隔缺损和二尖瓣反流的症状
- 心绞痛或心肌梗死患者也能出现辐射性疼痛，但是胸部中央不会疼痛，且只有对心脏的作用，没有疼痛

病例 52：全身乏力

病　史

患者男性，82 岁，因虚弱无力、全身不适被家庭医生送至急诊室。该男子自诉虚弱无力，全身不适，自诉全身肌肉疼痛，包括关节，特别是手肘、手腕和膝盖处。3 个月前摔倒过一次，累及腿部，并因此产生了一些局部疼痛。无吸烟、饮酒史，也未服用任何药物。12 年前曾患过一次心肌梗死，并使用了 β 受体阻滞剂，但在过去 6 年内未服用过任何处方药。20 年前曾行胆囊切除术。职业为工人，于 63 岁退休，独自居住在一间二楼的公寓中，妻子 5 年前去世。儿子住在爱尔兰，有 3 年未见面。

体格检查

患者肢带附近的肌肉有压痛，手肘、手腕和膝盖处也有轻度压痛。嘴巴看起来正常，但是舌头显得过于平滑。没有牙齿，假牙已丢失。心血管、呼吸系统或消化系统检查未发现异常。腿部的右胫骨前方有表面撕裂，仍在渗血。脚踝周围有一处点状皮疹。胳膊和腿有大面积淤青，但患者诉并没有任何疼痛。

辅助检查

• 患者的实验室检查结果如表 52.1 所示

表 52.1　患者的实验室检查结果

项目	结果	正常参考值
血红蛋白	10.1g/dL	13.7 ~ 17.7g/dL
平均红细胞体积（MCV）	74fL	80 ~ 99fL
白细胞	7.9×10^9/L	$(3.9 ~ 10.6) \times 10^9$/L
中性粒细胞	6.3×10^9/L	$(1.8 ~ 7.7) \times 10^9$/L
淋巴细胞	1.2×10^9/L	$(1.0 ~ 4.8) \times 10^9$/L
血小板	334×10^9/L	$(150 ~ 440) \times 10^9$/L

问　题

• 病史中有哪个关键部分没有提及？
• 患者可能的诊断是什么？

回答 52

对本病例，饮食史是重要的组成部分，许多描述都显示患者可能存在营养问题。患者在过去 5 年内一直是一名鳏夫，缺乏家庭照料，独自一人住在二楼的公寓中，可能自己很难出门。假牙丢失，说明患者可能吃饭有困难。最简单的方法就是让患者自诉平常的饮食情况和过去的 48h 内摄入过哪些食物。

患者有点状皮疹，提示可能存在凝血问题，但他的血小板计数正常。非常有必要仔细检查皮疹，观察皮疹是否分布在毛囊周围，许多特征表明患者可能出现了维生素 C 缺乏病。身体储存的维生素 C 足以维持 2~3 个月，皮疹、肌肉和关节疼痛、压痛，伤口愈合不良，小细胞性贫血等都是维生素 C 缺乏病的特征性表现。因为患者没有牙颌，所以不会出现牙龈出血的典型特征。

由于正常受试者的测量指标过广，因此很难测量血浆中的维生素 C。对于该患者，可以给予口服抗坏血酸代替，能在 2 周内消除症状。对此类患者，需要查找其他的营养缺陷，并给予营养支持，确保出院后不会复发。

要点

- 任何临床评估都应该包括营养史，尤其是老年人
- 如果老年人不存在吸收障碍但饮食习惯不良，则可能导致维生素缺乏症

病例 53：意识丧失

病　史

　　患者男性，因昏倒被救护车送入院。患者衣冠不整，年龄为 55~65 岁，在除夕夜被人发现昏倒在酒吧外的人行道上，并被救护车送入院。病史未知。在他口袋中发现了一包用过的对乙酰氨基酚和二氢可待因，但未发现毒品和违禁药品，也未发现身份识别的证据。检查时发现患者面色苍白，身上有酒精和尿液的味道。未发现脑损伤和神经肿瘤的迹象。

体格检查

　　患者的肌腱反射存在，且两边相等，但脚踝反射缺失。跖反射呈俯屈。瞳孔等大，对光反射正常，眼底检查无异常。急诊科护士填写了观察表。

辅助检查

- 体温：35.1℃
- 脉搏：82/min
- 呼吸：12/min
- 血压：92/56mmHg
- 氧饱和度：95% 可呼吸空气
- 格拉斯哥昏迷指数（Glasgow Coma Scale，GCS）：10/15
- 导尿时尿量：450mL；尿葡萄糖（+）；尿潜血（+）；尿蛋白（-）
- 心电图（ECG）如图 53.1 所示

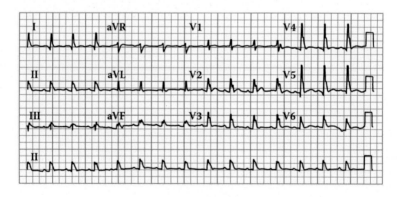

图 53.1　心电图

问　题

- 患者可能的病因是什么？
- 如何进一步检查和治疗？

回答53

该患者在户外昏迷了一段时间，具体时间未知。病史基本上是未知的，但是口袋中的药片表明他可能之前有过病痛。可能导致该患者昏迷的原因有很多，包括脑血管问题，故意药物过量或意外药物过量（包括酒精中毒），代谢或内分泌紊乱或体温过低等。

如果是药物过量（如双氢可待因）导致的昏迷，那么瞳孔很可能会很小。阿片类药物过量抑制呼吸可能导致呼吸频率缓慢。血氧饱和度结果表明患者能够自行供氧，但是最好进行血气分析，以测定动脉二氧化碳分压（$PaCO_2$）。需要测量血液中对乙酰氨基酚含量，如果显示过量应给予阿片受体拮抗剂纳洛酮。应当测定酒精含量，以排除酒精中毒。

在详细检查的过程中，即使是无意识的患者，大多数脑血管问题都会表现出一些神经系统迹象，但此患者没有这些迹象。踝反射缺失可能与年龄有关。

如果血糖高，患者可能是高渗性非酮症昏迷，并可以行血液浓稠性检测作为证据支持。应将血糖、电解质一起检测，但是尿液中的葡萄糖显示阳性，说明患者高血糖昏迷的可能性很低。应检测肝功和肾功。

患者的呼吸速率缓慢，血压低，心电图显示 QRS 波群宽大。心电图上的宽波群显示，在 QRS 波群的末端有一个额外的偏转，即 J 点。J 波是低体温的典型特征，在复温后即可消失，详见图 53.2。此类患者的脉搏往往会低于 82/min，心电图上可能显示因寒战而发生的颤抖。虽然 35.1℃ 的体温并不算太低，但是如果该温度不是真正的核心温度，或者该体温是用普通的水银温度计测得的（水银温度计测量低温不准），则这一数据并不可靠。事实上，在本病例中，用低温温度计再次进行直肠体温测定时，检测到的温度为 30.6℃。血液中未检测到对乙酰氨基酚，酒精含量低至 11mg/100mL。

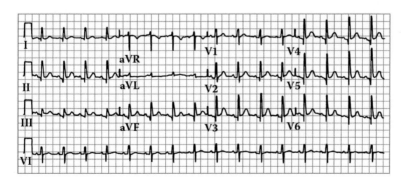

图 53.2　分解的低温心电图

治疗低体温患者时，应当逐步被动复温，并在复温的过程中将液体换成加温过的胶质。体温增加幅度应为 0.5~1℃/h。如果用毯子盖住患者周身不能实现这一速率，则可以考虑热氧气、热静脉输液、膀胱或腹腔灌洗。由于心肌敏感性高，易发生心律失常，因此应当尽量少用药物干预和物理干预。

> 🖋 **要点**
>
> - 甲状腺功能减退应视作体温过低的可能原因
> - 即使酒精是导致昏迷的原因，也必须排除其他原因
> - 要做出低体温的诊断，需要有一个能够读取低体温的温度计
> - 心电图上的 J 波是低体温的特异性体征
> - 中老年人低体温应当用逐渐的被动复温法治疗

病例 54：疲劳

病　史

　　患者女性，22 岁，因乏力 6 个月、伴大便频次增加就诊。患者的大便次数由每天 1 次增加至每天 2～3 次，无腹痛，食欲无改变，偶尔大便黏稠。不吸烟，偶饮酒，5 年来以素食为主，经常吃乳制品和鱼。祖母生活在爱尔兰，患有肠道疾病，68 岁时去世。职业为幼儿教师，爱好健身，朋友圈固定，社交活动规律。

体格检查

　　患者的身高为 1.62m，体重为 49kg。贫血貌，体形消瘦。腹部查体无异常。其他系统查体无明显阳性体征。

辅助检查

- 患者的实验室检查结果如表 54.1 所示

表 54.1　患者的实验室检查结果

项目	结果	正常参考值
血红蛋白	9.8g/dL	11.7～15.7g/dL
平均红细胞体积（MCV）	98fL	80～99fL
白细胞	6.5×10^9/L	（3.5～11.0）$\times 10^9$/L
血小板	247×10^9/L	（150～440）$\times 10^9$/L
红细胞叶酸	44mg/L	>160mg/L
维生素 B_{12}	280ng/L	176～925ng/L
促甲状腺素	3.5mU/L	0.3～6.0mU/L
游离甲状腺素	12.9pmol/L	9.0～22.0pmol/L

血涂片：红细胞胞浆可见 Howell-Jolly 小体

问　题

- 如何分析该病例？
- 患者可能的诊断是什么？如何进一步确诊？

回答54

该患者最可能的诊断是乳糜泻导致的营养吸收不良。化验结果显示红细胞呈双向性，即同时存在小细胞和大细胞，表明该患者的贫血是铁缺乏和叶酸缺乏同时存在。

Howell-Jolly 小体是红细胞中的深蓝色小体，它是脾切除术后患者的典型表现，也是乳糜泻伴脾萎缩患者的特征性表现。谷类中的非水溶性蛋白和食用面筋易诱发乳糜泻。近端小肠绒毛萎缩和炎症浸润是导致营养吸收障碍的主要原因。

患者的平均红细胞体积在正常上线。

❗ 导致红细胞体积增大的原因

- 叶酸缺乏
- 维生素 B_{12} 缺乏
- 酒精滥用
- 甲状腺功能减退
- 药物相关（如氨甲蝶呤、硫唑嘌呤）
- 原发性获得性铁粒幼细胞性贫和骨髓增生异常综合征

乳糜泻具有家族遗传史，该病起源于爱尔兰，爱尔兰的发病率是英国其他地区发病率的 4 倍。此外，结合患者的年龄、性别、爱好健身控制体重的特点，诊断需考虑神经性厌食症，但该患者无抑郁表现（和体重减轻及肠道功能紊乱相关），且实验室检查结果提示躯体疾病，不支持神经性厌食症。

内镜活检取十二指肠远端组织可确诊乳糜泻。典型表现为完整的绒毛萎缩。进食含麸质食物后患者的组织转谷氨酰转移酶抗体 IgA 和肌内膜抗体 IgA 呈阳性，是一种很有用的筛查试验。给予无麸质饮食数月，并反复活检，可见小肠绒毛较前明显改善。在某些情况下，可使用类固醇激素短期治疗以促进恢复。治疗失败的常见原因是患者饮食的依从性差。如果患者出现乳糖不耐受或肠易激综合征，腹泻症状可持续。

要点

- Howell-Jolly 小体是脾功能亢进患者的特征性表现
- 乳糜泻可发生于任何年龄，无特殊症状，无腹痛或不常有脂肪泻
- 如果患者食物摄取量很少或没有脂肪摄入，脂肪吸收不良的典型特征可能并不明显

病例 55：反复发作的肺部感染

病　史

　　患者女性，45 岁，因肺炎住院。患者半年来反复出现咳嗽、发热、咳脓痰症状，共 3 次，其中 1 次伴有右侧胸膜炎导致的胸痛，均由家庭医生给予治疗。此外，患者 5 年来出现进行性吞咽困难，进食固体食物时感下段胸骨后方哽咽感，2 个月来体重下降 5kg，有时进食中吞咽困难症状可改善。近期出现反流及呕吐未消化食物。

　　患者 3 年前在家庭医生门诊行上消化道内镜检查未见异常，但之后吞咽困难仍加重。无其他相关病史及家族史。患者曾在美国西北海岸生活 4 年，10 年前搬离。职业为商店店员，无吸烟史，有饮酒，饮酒量小于 5 个酒精单位/周。小便正常，但长期便秘，且近期便秘较前加重。

体格检查

　　患者的体形消瘦。呼吸系统检查：右下肺可闻及少量湿啰音。心脏、腹部及其他系统查体未见异常。

辅助检查

　　● 患者的胸部 X 线检查结果如图 55.1 所示

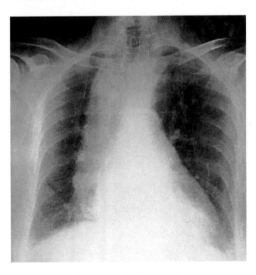

图 55.1　胸部 X 线片

问　题

　　● 患者可能的诊断是什么？
　　● 如何进一步确诊？

回答 55

该患者最可能的诊断是贲门失弛缓。贲门失弛缓是食管下段神经丛的神经功能紊乱。X 线显示食管扩张，食管内液体潴留，同时胃泡消失。在疾病早期，内镜检查可正常。因食管扩张，食管内潴留的食物溢出进入肺内，是反复发生肺部感染的原因。因右侧主支气管更加垂直，所以吸入性感染多发生于右肺下叶。因体位的关系，多于夜间发生。疾病早期，吞咽困难多变，时好时坏。进食所有种类的食物均可出现吞咽困难，进食液体食物较固体食物困难，均提示为运动障碍。咽下固体食物困难为首发症状，多提示阻塞性疾病。

对该患者现阶段行食管钡剂造影显示食管扩张可明确诊断。疾病早期，需要通过食管传输时间测定或食管测压检查食管肌肉的运动功能。

克氏锥虫是原生动物寄生虫，属锥体虫属，是查加斯（chagas）病的病原体。感染克氏锥虫可有相同的症状，但查加斯病发生于美国的中部和北部，而该患者曾居住在美国西南海岸。

其他可引起吞咽困难的疾病还有反流性食管炎、食管癌、食管外压或食管憩室。贲门失弛缓症状轻时可给予肌肉松弛剂治疗，但通常需行内镜下食管下段扩张或手术治疗。

要点

- 吞咽困难的主观梗阻部位不能精确反应梗阻的程度
- 持续而无法解释的吞咽困难需要行钡餐造影或内镜检查

病例56：头痛

病　史

患者女性，74岁，开车铲雪过程中突发剧烈头痛，邻居发现其全身癫痫样发作，遂呼叫急救车。患者不能回忆发作及被送入医院的过程，并诉本次为有生以来最严重的头痛发作，呈广泛性，伴畏光，10d 前曾有类似头痛发作，程度较轻。既往有高血压病史，血压平素控制可。吸烟约 20 支/天。

体格检查

血压：172/102mmHg。嗜睡状。颈强直，畏光，余无局灶性神经缺损体征。

问　题

- 患者可能的诊断是什么？
- 鉴别诊断有哪些？
- 如何处理？

回答 56

头痛是临床上最常见的主诉之一。蛛网膜下腔出血所致头痛常突发并在几秒钟或几分钟之内达到高峰，而偏头痛则常为 1 ~ 2h。患者既往未曾出现类似头痛，提示存在新发病理改变。

紧张性头痛是人群最常见的头痛类型，多为轻中度、双侧，无搏动性，无伴随症状。丛集性头痛的特征是突发单侧眼眶或颞部剧烈疼痛，常伴有自主神经症状如鼻塞、流涕、流泪等。偏头痛常单侧发病，伴随闪光等先兆，发作期间可能出现恶心、畏光等不适。脑肿瘤所致头痛常因颅内压升高引起，咳嗽后加重，常伴有恶心及呕吐。

蛛网膜下腔出血的患者常描述头痛为"此生所经历最严重的头痛"。头痛伴发热提示存在感染病因如脑膜炎，意识水平及人格改变常提示存在潜在病变。动脉瘤破裂导致血液在动脉压力作用下释放入脑脊液，出血大概仅持续数秒，但再出血较常见。头痛的始发部位可能提示动脉瘤位置，可伴短暂意识丧失、癫痫发作、恶心、呕吐、颈部僵硬等症状。少数患者在蛛网膜下腔出血之前 3 周内因存在微量出血而出现突发剧烈头痛（前哨性头痛），体力劳动可能为诱发因素，危险因素包括吸烟、酗酒、未控制的高血压、家族史。

查体可能出现意识水平下降、颈强直及视网膜出血。CT 扫描非常关键。对于蛛网膜下腔出血，头颅 CT 扫描的灵敏度在出血后 6 ~ 12h 最高，之后几天将快速下降。对头颅 CT 阴性但临床高度怀疑蛛网下腔出血的患者行腰椎穿刺术是必需的，穿刺结果常为脑脊液压力升高和红细胞计数升高，并不随脑脊液流出而降低。脑脊液变黄意味着存在血红蛋白降解产物并且提示近期存在蛛网膜下腔出血。一旦蛛网膜下腔出血诊断成立，应行数字减影脑血管造影检查明确病因。约 15% 的患者全脑血管造影未发现动脉瘤。

蛛网膜下腔出血最主要的鉴别诊断是前哨性头痛，颅内静脉血栓，急性高血压危象，病毒性或细菌性脑膜炎。

蛛网膜下腔出血的死亡率高达 50%，常见并发症包括再出血、脑梗死、脑积水、心肌缺血及下丘脑功能障碍。

要点

- 突发剧烈头痛应该完善相关检查，排除蛛网膜下腔出血
- 前哨性头痛常发生于严重蛛网膜下腔出血之前

病例 57：咳嗽伴关节疼痛

病　史

患者男性，23 岁，主因咳嗽伴多关节疼痛 2 个月就诊。患者 2 个月前出现手、腕、踝等多关节疼痛，症状逐渐加重。6 周前出现双眼疼痛，持续 1 周后缓解。咳嗽呈干咳，无痰。病史中曾发现在发迹及鼻孔周围出现皮疹。既往体健，17 岁时曾行阑尾炎手术。患者出生于特立尼达，4 岁来英国居住。父母及两个兄弟均身体健康。无烟酒嗜好。既往无服药史。职业为邮递员，定期参加锻炼。

体格检查

各关节无急性炎症表现，无畸形。心肺查体无明显异常。发迹及鼻周可见凸起皮疹，颜色较周围皮肤略淡。

辅助检查

- 患者的实验室检查结果如表 57.1 所示
- 患者的胸部 X 线检查结果如图 57.1 所示

表 57.1　患者的实验室检查结果

项目	结果	正常参考值
血红蛋白	13.5g/dL	13 ~ 17g/dL
平均红细胞体积（MCV）	88fL	80 ~ 99fL
白细胞	8.5×10^9/L	（3.5 ~ 11.0）$\times 10^9$/L
血小板	264×10^9/L	（150 ~ 440）$\times 10^9$/L
红细胞沉降率（ESR）	34mm/h	< 10mm/h
血清钠	140mmol/L	135 ~ 145mmol/L
血清钾	4.0mmol/L	3.5 ~ 5.0mmol/L
尿素氮	3.6mmol/L	2.5 ~ 6.7mmol/L
肌酐	74μmol/L	70 ~ 120μmol/L
胆红素	14mmol/L	3 ~ 17mmol/L
碱性磷酸酶	84IU/L	30 ~ 300IU/L
丙氨酸氨基转移酶	44IU/L	5 ~ 35IU/L
血清钙	2.69mmol/L	2.12 ~ 2.65mmol/L
血清磷	1.20mmol/L	0.8 ~ 1.45mmol/L

问　题

- 患者最可能的诊断是什么？
- 如何进一步确诊？

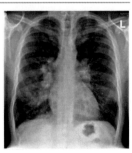

图 57.1　胸部 X 线片

回答 57

　　该患者最可能的诊断是肉瘤样病。患者的发病年龄很典型，肉瘤样病在非洲－加勒比海裔中高发。胸部 X 线片示双侧肺门淋巴结病变。化验检查示血清钙轻度升高，这和肉瘤样病维生素 D 高敏有关。肉芽肿组织可使 25－羟骨化二醇羟基化为活性 1，25－羟骨化三醇。患者的红细胞沉降率升高，肝转氨酶正常高限，发迹和鼻孔周围皮疹以及 6 周前双眼症状均系肉瘤样病的临床表现。肉瘤样病既可以导致前葡萄膜炎也可以导致后葡萄膜炎。

　　另一个可以解释目前临床症状的疾病是结核感染。因为结核感染同样可以导致高钙血症，虽然高钙血症的发生率没有肉瘤样病普遍。另外，肿瘤尤其是淋巴瘤会出现类似的胸部 X 线表现，但无法解释其余的症状。关节疼痛（无畸形及急性炎症表现的关节疼痛）可以在结核感染和肉瘤样病都可以出现，但同样在肉瘤样病中发生率更高。红细胞沉降率增快并非特征性改变。非洲－加勒比海裔青年男性出现非侵蚀性关节疼痛会使人考虑到系统性红斑狼疮，但狼疮多发于青年女性，且一般不会出现双侧肺门淋巴结病变。

　　患者 12 岁时曾在学校接种过卡介苗，对结核有一定的抵抗力。卡介苗接种后结核菌素试验会呈现阳性，但大部分结核感染患者会呈现强阳性，而 80% 的肉瘤样病患者的结核菌素试验阴性。因为肉瘤样细胞会分泌血管紧张素转化酶，因此超过 80% 的肉瘤样病患者会出现血清血管紧张素转化酶水平升高，但结核感染患者的血管紧张素转化酶水平同样会升高。胸部 CT 能证实淋巴结病变的范围及肺实质是否受累，而受累组织的病理活检能进一步验证临床症状。皮疹部位皮肤活检可提供组织学证据。气管镜下支气管和肺组织活检可获得病理学标本以助于该病的诊断。在有咳嗽症状的肉瘤样病患者中，支气管黏膜外观上常常无明显改变，但组织病理学能提供诊断依据。一旦确诊，应进行肺功能和心电图检查以明确基线期状况。

　　单纯的肺门淋巴结病变并不一定需要激素治疗，但如果出现高钙血症或系统性症状则应给予激素治疗。

 要点

- 肉瘤样病在非洲－加勒比海裔人群中常见
- 特征性皮肤改变是发迹和鼻周皮疹
- 肉瘤样病是一种系统性疾病，可累及身体多个部位

病例 58：口渴与尿频

病 史

患者女性，63 岁，因多尿就诊于肾脏专科。4 周前患者突然出现极度口渴与多尿，每晚排尿 5 次。3 个月前感到全身不适及背部疼痛。自发病以来体重下降 3kg，伴有前额部持续性疼痛、晨起恶心，咳嗽或平躺时头痛加重。8 年前患者因乳腺癌切除左侧乳房，并行放射治疗。患者为退休的公务员，无吸烟史，饮酒量约 10 个酒精单位/天。未行药物治疗。

体格检查

脉搏：72/min；血压：120/84mmHg。体型偏瘦，肌肉萎缩，无颈静脉怒张。心音正常，无水肿。呼吸、腹部及神经系统检查未见异常。眼底检查见视盘水肿。

辅助检查

• 患者的实验室检查结果如表 58.1 所示

表 58.1 患者的实验室检查结果

项目	结果	正常参考值
血红蛋白	12.2g/dL	11.7 ~ 15.7g/dL
平均红细胞体积	85fL	80 ~ 99fL
白细胞	6.7×10^9/L	$(3.5 \sim 11.0) \times 10^9$/L
血小板	312×10^9/L	$(150 \sim 440) \times 10^9$/L
血清钠	142mmol/L	135 ~ 145mmol/L
血清钾	3.8mmol/L	3.5 ~ 5.0mmol/L
碳酸氢盐	26mmol/L	24 ~ 30mmol/L
尿素氮	4.2mmol/L	2.5 ~ 6.7mmol/L
肌酐	68μmol/L	70 ~ 120μmol/L
葡萄糖	4.2mmol/L	4.0 ~ 6.0mmol/L
白蛋白	38g/L	35 ~ 50g/L
血清钙	2.75mmol/L	2.12 ~ 2.65mmol/L
血清磷	1.2mmol/L	0.8 ~ 1.45mmol/L
胆红素	12mmol/L	3 ~ 17mmol/L
丙氨酸氨基转移酶	35IU/L	5 ~ 35IU/L
碱性磷酸酶	690IU/L	30 ~ 300IU/L

尿常规检查：尿蛋白（-）；尿潜血（-）

问 题

• 患者出现多尿的原因是什么？

• 如何进一步检查和治疗？

回答 58

多尿症是指成人每天尿量大于 3L，真性多尿应与由膀胱和前列腺疾病引起的尿频、夜尿增多相鉴别。

该患者有轻度高钙血症，但不足以解释严重的口渴及多尿症状，更有可能是由于下丘脑转移瘤导致的神经源性尿崩症引起。高钙血症及碱性磷酸酶升高提示乳腺癌已转移到骨骼。咳嗽、平躺时加重的头痛及呕吐，为颅内压增高的症状，且视盘水肿明确了颅内高压的存在。垂体周围的肿瘤可能压迫视神经，引起视野缺损。神经源性尿崩症是由于血管升压素（AVP，抗利尿激素）分泌不足引起的，约30%的神经源性尿崩症是特发性的，继发性病因包括肿瘤、感染、炎症（肉芽肿）、外伤（颅脑手术、减速伤）和血管病变（脑出血，梗死）。中枢性尿崩症的典型症状为突然发生的多尿、多饮。下丘脑分泌 AVP 的神经元数量下降到正常范围的 10%～15% 时，尿液浓度仍然可以维持正常，下降程度超过该范围，AVP 水平下降，尿量突然增加。

> **！ 引起多尿与多饮的原因**
>
> - 渗透性利尿（如：糖尿病）
> - 肾脏疾病损伤尿浓缩机制（如：慢性肾脏疾病）
> - 饮水过多：精神性多饮
> - 肾脏对 AVP 作用的抵抗
> - 肾源性尿崩症（AVP V_2 受体或水通道蛋白 - 2 受体的遗传缺陷）
> - 低钾血症
> - 高钙血症
> - 药物（如：锂，地美环素）

该患者应行禁水试验，当血清钠超过 146mmol/L、尿渗透压达到一个平台状态或患者的体重至少降低 2% 时测量 AVP 以及患者对 AVP 的反应。若给予 AVP 后，尿渗透压升高大于 50% 提示中枢性尿崩症，小于 10% 则提示肾性尿崩症。进一步行头颅 MRI 扫描下丘脑，骨骼 X 线和骨扫描来明确转移瘤（图 58.1）。丘脑平面的 MRI（T1 加权冠状位图像）提示转移肿瘤替代了斜坡部分正常的骨髓（长箭头）并导致垂体柄增厚（短箭头）。神经源性尿崩症的治疗包括规律的鼻内 DDAVP（1 - 脱氨 - 8 - 右旋 - 精氨酸血管升压素）应用。针对转移瘤，该患者应该就诊于肿瘤专科医生。

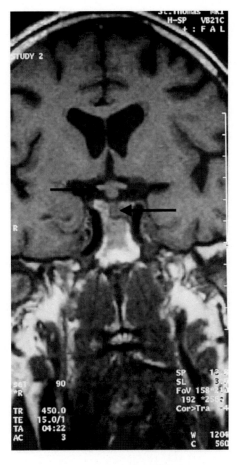

图 58.1 MRI 扫描垂体层面

要点

- 多尿最常见的病因为糖尿病和慢性肾衰竭
- 真性多尿症必须与下尿路病变引起的尿频、夜尿增多相鉴别
- 乳腺癌可能在缓解数年后再次复发

病例 59：血尿

病　史

患者男性，52 岁，因发现血尿 6 个月入院。外院检查患者的血压轻度升高。既往体健，体检尿常规检查未见明显异常，无尿频、尿急等泌尿系统症状，家族中无肾脏疾病史。吸烟、饮酒史多年，平均吸烟 30 支/天，饮酒量 35 个酒精单位/天。

体格检查

心率：72/min；血压：164/102mmHg。患者的一般情况良好。心、肺、腹部及肾脏查体未见明显异常，眼底检查动静脉光滑。

辅助检查

- 患者的实验室检查结果如表 59.1 所示
- 心电图提示左心室高电压
- 超声显示双肾大小正常

表 59.1　患者的实验室检查结果

项目	结果	正常参考值
血红蛋白	13.6 g/dL	13.3 ~ 17.7g/dL
平均红细胞体积（MCV）	83fL	80 ~ 99fL
白细胞	4.2×10^9/L	$(3.9 ~ 10.6) \times 10^9$/L
血小板	213×10^9/L	$(150 ~ 440) \times 10^9$/L
血清钠	138mmol/L	135 ~ 145mmol/L
血清钾	3.8mmol/L	3.5 ~ 5.0mmol/L
尿素氮	8.2mmol/L	2.5 ~ 6.7mmol/L
肌酐	141μmol/L	70 ~ 120μmol/L
白蛋白	38g/L	35 ~ 50g/L
葡萄糖	4.5mmol/L	4.0 ~ 6.0mmol/L
胆红素	13mmol/L	3 ~ 17mmol/L
丙氨酸氨基转移酶	33IU/L	5 ~ 15IU/L
碱性磷酸酶	72IU/L	30 ~ 100IU/L
谷氨酸转肽酶（GTP）	211IU/L	11 ~ 511IU/L

尿常规检查：尿蛋白（＋＋）；尿潜血（＋＋），尿红细胞 >100

24h 尿蛋白：1.2g（<200mg/24h）

问　题

- 患者最可能的诊断是什么？
- 需要做哪些进一步检查？
- 需要对患者提出哪些健康方面的建议？

回答 59

血尿常见于肾脏和尿路原因（如前列腺疾病、结石），结合患者其他的临床表现：蛋白尿、高血压、肾损伤，符合慢性肾小球肾炎的诊断。患者的血清谷氨酸转肽酶偏高，考虑与患者长期饮酒致肝损伤有关。

> **！引起血尿的常见肾小球疾病**
>
> - IgA 肾病
> - 薄基底膜肾病
> - Alport 综合征（遗传性肾炎）

IgA 肾病是发展中国家最常见的肾小球疾病，肾脏免疫病理显示以 IgA 为主的免疫复合物沉积在肾小球系膜区为特征，50% 左右的患者表现出发作性肉眼血尿，常发生在上呼吸道感染后。大多数 IgA 肾病是特发性的，但部分也与过敏性紫癜和酒精性肝硬化相关，该患者的 IgA 肾病与酒精性肝病相关。随访 IgA 肾病患者，约 20% 在 20 年后发展至终末期肾病。

薄基底膜肾病呈家族聚集性，临床表现为血尿和微量蛋白尿，肾功能正常，电镜下显示肾小球基底膜菲薄（150～225nm，正常为 300～400nm）。Alport 综合征主要累及肾脏、耳及眼，其临床表现与遗传方式相关，X 连锁显性遗传型预后极差，尤其是男性患者，几乎全部将发展至终末期肾病。

为进一步明确诊断，该患者还需行肾活检穿刺术。该患者的年龄 >50 岁，需要进一步行尿脱落细胞学检查、前列腺特异抗原检查和膀胱镜检，排除膀胱及前列腺疾病。结合患者的饮酒史及此次检查，还应该进行肝脏超声检查，必要时可行肝活检。

在个人生活管理方面，该患者需要严格限酒、监测血压，并且他是尿毒症高风险患者，需要定期复诊。血清肌酐在肾小球滤过率下降 >50% 时，患者的血清肌酐轻度升高，估测肾功能损伤已经约 40%。目前尚无明确证据可对 IgA 肾病患者使用免疫抑制剂治疗。

> 要点
>
> - <50 岁的单纯性血尿患者应首先就诊于肾内科
> - >50 岁的单纯性血尿患者需要排除膀胱及前列腺疾病
> - 血清肌酐轻度升高提示肾功能明显受损
> - 酒精性肝病早期多无明显临床表现及体征

病例 60：体重减轻

病 史

患者男性，67 岁，因食欲减退和呕吐就诊于全科医生。患者诉在过去的 4 个月内，由于食欲减退及逐渐加重的呕吐致体重减轻了 10kg，呕吐物为数小时前进食的食物。最近 1 个月感乏力，爬山或爬楼梯时明显，以双下肢乏力为主。吸烟，20 支/天，饮酒，约 10 盎司/周（1 盎司＝28.35g）。否认家族史。既往有高血压病病史，使用 β 受体阻滞剂治疗 2 年，4 个月前已停止药物治疗。

体格检查

脉搏：82/min；血压：148/86mmHg。精神差，消瘦。心血管系统及呼吸系统查体无异常。腹部查体振水音阳性，无压痛，未触及肿块。

辅助检查

- 患者的实验室检查结果如表 60.1 所示
- 胸部 X 线检查显示肺纹理清晰

表 60.1　患者的实验室检查结果

项目	结果	正常参考值
血清钠	130mmol/L	135～145mmol/L
血清钾	3.0mmol/L	3.5～5.0mmol/L
血清氯	82mmol/L	95～105mmol/L
碳酸氢根	41mmol/L	25～35mmol/L
尿素氮	15.6mmol/L	2.5～6.7mmol/L
肌酐	100μmol/L	76～120μmol/L
血清钙	2.38mmol/L	2.12～2.65mmol/L
血清磷	1.16mmol/L	0.8～1.45mmol/L
碱性磷酸酶	128IU/L	30～300IU/L
丙氨酸氨基转移酶	32IU/L	5～35IU/L
γ-谷氨酰转肽酶	38IU/L	11～51IU/L

全血细胞计数：正常

问 题

- 如何分析上述情况？
- 患者最可能的诊断是什么？

回答 60

该患者的临床表现提示胃潴留，表现为餐后呕吐残余食物及胃内潴留液体、气体时出现振水音，生化结果与诊断相符合。尿素升高，而肌酐正常，表明有不同程度的脱水。呕吐丢失了钠离子、氯离子和氢离子。氢离子丢失产生了代谢性碱中毒，作为代偿，肾脏重吸收氢离子增多，钾离子排出增加，从而导致低钾血症，以及碳酸分解为氢离子和碳酸氢根离子。低钾血症提示已经丢失较多的钾离子，骨骼肌丢失最为明显，这也就解释了患者最近乏力的原因。

最可能的病因是胃部恶性肿瘤累及幽门致幽门梗阻。位于幽门处的慢性胃溃疡形成瘢痕也会出现同样的症状，因此，为明确诊断，需进行胃镜检查和组织活检。

由于胃内有食物潴留，胃镜检查可能有困难，在这种情况下，冲洗、吸净胃内容后，幽门可见一肿物，几乎完全堵塞幽门口，接下来需要行腹部 CT 检查以明确有无肝转移及邻近脏器的局部转移。如果没有扩散转移，梗阻症状减轻后可考虑行肿瘤切除术；如有转移，可选择化疗和外科姑息治疗。

> **要点**
> - 餐后很长时间呕吐胃内食物提示存在幽门梗阻
> - 轻到中度脱水时尿素较肌酐值升高明显
> - 长时间呕吐可以引起低钾低氯性代谢性碱中毒
> - 胃部恶性肿瘤可不出现腹痛或贫血

病例 61：突发昏迷

病　史

患者男性，52 岁，因昏迷被救护车紧急送入急诊室。患者妻子代诉：患者在公交车站等车时，突然跌倒在地，呼之不应，呼吸暂停约 20s，随后出现四肢抽动，持续约 2min，颜面发绀、小便失禁，几分钟后意识逐渐恢复，但患者的精神差并自诉头痛。跌倒发作前，患者无不适。既往体健。职业为出租车司机。吸烟 20 支/天，饮酒 3 品脱/晚 [1 品脱 ≈（500～600）mL]。

体格检查

体温正常；脉搏：84/min；血压：136/84mmHg。发育正常，营养良好。舌咬，伤心律齐，心、肺、腹部查体均未见明显异常。颈软无抵抗。神经系统无局灶性体征。眼底检查正常。简易智能量表评分正常。

辅助检查

- 患者的实验室检查结果如表 61.1 所示

表 61.1　患者的实验室检查结果

项目	结果	正常参考值
血红蛋白	15.6g/dL	13.3～17.7g/dL
平均红细胞体积（MCV）	85fL	80～99fL
白细胞	5.2×10^9/L	（3.9～10.6）$\times 10^9$/L
血小板	243×10^9/L	（150～440）$\times 10^9$/L
血清钠	138mmol/L	135～145mmol/L
血清钾	4.8mmol/L	3.5～5.0mmol/L
尿素氮	6.2mmol/L	2.5～6.7mmol/L
肌酐	76μmol/L	70～120μmol/L
葡萄糖	4.5mmol/L	4.0～6.0mmol/L
血清钙	2.25mmol/L	2.12～2.65mmol/L
磷酸盐	1.2mmol/L	0.8～1.45mmol/L

问　题

- 患者的鉴别诊断有哪些？
- 需要行哪些进一步检查和处理措施？
- 如何进一步检查和治疗？

回答 61

该患者主要表现为伴有全面强直阵挛发作的一过性意识丧失，故需要在癫痫发作和晕厥之间进行鉴别诊断。晕厥是由脑供血不足引起的突发性意识丧失。晕厥与癫痫不同，其主要区别点是事件发生的环境，例如，晕厥通常发生在站立、精神紧张或者心律失常时，偶尔伴有抽搐和尿失禁，而癫痫发作无上述特点。二者的主要鉴别点在于意识丧失发生前是否存在前驱症状。晕厥发作前通常伴有头晕目眩。此外需要重点排查的神经系统疾病还包括：短暂性脑缺血发作（transient ischaemic attack，TIA）、偏头痛、发作性睡病、癔症性抽搐。TIA 发作时伴有局灶性神经系统体征，除非累及椎基底动脉，否则通常不伴有意识丧失。偏头痛的发作呈渐进性，很少出现意识丧失。发作性睡病患者经常出现不受控制的睡眠发作，但是不伴抽搐，而且患者可以被唤醒。

患者的妻子目睹了其发病的全过程，并向我们提供了详尽的病史（强直 - 阵挛发作）。从其妻子提供的病史中，提示患者的意识丧失发作前可能存在警示症状，如恐惧或者身体某部分出现感觉异常（上腹部常见）；随后肌肉出现强直性收缩，导致患者跌倒在地，伴舌咬伤及尿失禁，呼吸肌痉挛引起呼吸停止，导致全身发绀；持续约 1min 强直发作后，癫痫发作进入阵挛或惊厥期；在抽搐结束后，患者呈昏迷状态，随后意识逐渐清醒，通常伴有发作后头痛和全身肌肉酸痛。

特发性癫痫常见于儿童或青少年，25 岁以后发病少见。应对该患者行血液检查以除外代谢性疾病，例如尿毒症、低钠血症、低血糖症和低钙血症。此外也应测定酒精滥用的标志物血液酒精水平和 γ - 谷氨酰转肽酶水平，同时行头颅 CT 排除如脑肿瘤或脑血管病所导致的脑器质性病变。因此，该患者应该转诊到神经内科行进一步检查，包括脑电图检查（EEG）。当然，需向患者明确告知，其可能不能再从事出租车司机这一工作了。单次癫痫发作是否用抗癫痫药物治疗目前仍存在争议。

 要点

- 目击者提供的短暂性神经系统发作病史对于癫痫的诊断至关重要
- 成人新发癫痫罕见，因此应该进行详细的检查以排除潜在的病因

病例 62：记忆力下降

病　史

患者女性，85 岁，因记忆力下降被其女儿送诊于家庭医生。患者女儿诉母亲近期出现记忆力下降，2 次忘记关煤气，出门后忘记外出原因，迷路后被警察送回，并发现最近家里有很多未缴费的账单。计算力、书写能力及近期记忆力下降。无情绪异常及食欲下降，无幻觉和错觉。既往体健。

体格检查

神经系统、心、肺及腹部查体未见异常。眼底检查正常。简易智能量表评分 3 分（总分为 10 分）。

！简易智力状况调查问卷

- 这个地方的名称是什么？
- 你能记住我给你的地址吗？西街 42 号
- 现在几点了？
- 现在是哪一年？
- 我的职业是什么？
- 你多大年纪了？
- 你的生日是哪天？
- 第二次世界大战分别是哪一年开始和结束的？
- 现在的总统叫什么？
- 前任总理是谁？

问　题

- 患者的诊断是什么？
- 主要鉴别诊断有哪些？
- 如何进一步检查和治疗？

回答62

简易智力测试评分可用于认知功能障碍的初步筛查，患者得分 3 分（总分 10 分）提示严重认知功能障碍。30 项简易智能量表可用于诊断重度认知功能障碍。该患者的痴呆诊断明确，伴有多项高级认知功能逐渐下降（包括语言、定向力、计算力、记忆力）。痴呆应与谵妄和抑郁进行鉴别。痴呆是智能进行性下降，可影响理解力、行为和人格。谵妄为急性发作的意识错乱，注意力不集中，常伴幻视觉。大多数谵妄在去除基础病因（通常为感染、脱水、药物和便秘）后是可逆转的，痴呆患者很容易出现谵妄。抑郁可引起严重的认知、书写和运动迟滞，可能与痴呆的表现很相似（假性痴呆）。如果对抑郁患者进行粗略测试，也会出现简易智力量表评分下降。抑郁症导致的假性痴呆可通过抗抑郁治疗逆转。

痴呆是由多种疾病导致的临床综合征。最常见的病因是阿尔茨海默病，以淀粉样斑块和神经纤维缠结改变为特征的 β 蛋白沉积导致阿尔茨海默病进行性神经元损害，目前关于引起 β 蛋白沉积的原因尚不明确。阿尔茨海默病患者首先出现轻度记忆力下降，逐渐进展，出现近记忆减退，词汇和定向力障碍；随着病情进展，可出现长期记忆减退，忘记亲人名字或者难以完成日常任务；在疾病晚期，患者会出现生活不能自理。从诊断到死亡的平均生存期为 7 年。

⚠ 痴呆的病因

- 阿尔兹海默病
- 多发性脑梗死相关痴呆
- 进行性神经系统疾病的部分临床表现（如：多发性硬化）
- 正常压力性脑积水：痴呆、共济失调、尿失禁
- 神经性梅毒：麻痹性痴呆
- 维生素 B_{12} 缺乏
- 颅内肿瘤；硬膜下血肿
- 甲状腺功能减退
- 艾滋病性痴呆

该患者需要做的进一步检查应包括：血常规，红细胞沉降率，血尿素氮和电解质，血清钙，甲状腺功能检查，肝功，梅毒血清试验，维生素 B_{12}、叶酸测定，HIV 血清学测定及头颅 CT。阿尔茨海默病患者的头颅 CT 常为正常或显示脑萎缩。完善神经认知功能检查有助于发现痴呆的病因和早期诊断。

服用胆碱酯酶抑制剂（多奈哌齐、卡巴拉汀、加兰他敏）在一定程度上对阿尔茨海默病有效，可延缓患者对家庭护理的依赖。美金刚是 N - 甲基 - 门冬氨酸受体拮抗剂，其单独或联合胆碱酯酶抑制剂对中重度阿尔兹海默病有效。在英国，要给予阿尔兹海默患者的家属特殊的帮助，包括：社区职业治疗、物理治

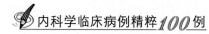

疗、社区精神科小组、护理津贴、延期护理、日托或午餐俱乐部，优先停车和护理者支持小组。专科记忆门诊可提供多学科治疗建议和帮助。

要点

- 切记注意鉴别痴呆、谵妄和抑郁
- 阿尔茨海默病是痴呆最常见的病因之一
- 特异性治疗可以逆转或减缓某些类型痴呆的病情进展

病例63：腹泻

病　史

患者女性，35岁，因间断腹泻1年余就诊。1年多前患者开始腹泻，未行正规诊治。近1周症状加重，便中带血，每天10次，伴下腹部痉挛性疼痛，疼痛持续1~2h，排便后疼痛可部分缓解。近2~3d患者的精神差，虚弱状态，1d前出现水肿。既往无相关病史。1年前大便正常。无排尿困难或月经紊乱。家族中一个阿姨可能有肠道疾病。育有两子，现分别3岁、8岁，均体健。6个月前曾去西班牙旅游，否认其他旅行史。吸烟10支/天，很少饮酒。患者在腹泻后服用了2d的阿莫西林，症状无改善亦无加重。

体格检查

脉搏：110/min；呼吸：18/min；血压：108/66mmHg。腹部膨隆，全腹有压痛，以左髂窝处为著。肠鸣音弱。腹部X线显示结肠扩张，但无粪便堆积。

辅助检查

- 患者的实验室检查结果如表63.1所示

表 63.1　患者的实验室检查结果

项目	结果	正常参考值
血红蛋白	11.1g/dL	11.7~15.7g/dL
平均红细胞体积（MCV）	79fL	80~99fL
白细胞	8.8×10^9/L	$(3.5 \sim 11.0) \times 10^9$/L
血小板	280×10^9/L	$(150 \sim 440) \times 10^9$/L
血清钠	139mmol/L	135~145mmol/L
血清钾	3.3mmol/L	3.5~5.0mmol/L
尿素氮	7.6mmol/L	2.5~6.7mmol/L
肌酐	89μmol/L	70~120μmol/L

问　题

- 患者如何解释这些检查结果？
- 患者最可能的诊断是什么？如何治疗？

回答63

每天10次血便提示有严重的活动性结肠炎，患者近期无国外旅行史，可能是在慢性溃疡性结肠炎基础上急性发作。结肠扩张提示有中毒性巨结肠，由于存在穿孔风险，故有潜在的致命后果。溃疡性结肠炎急性期，乙状结肠镜、结肠镜检查均有风险，应待患者一般状况改善后再进行这些检查。血常规结果示轻度小细胞性贫血，提示存在慢性失血，腹泻可引起低钾血症（部分解释她的乏力），水和电解质的丢失使得尿素氮升高，但肌酐正常。

如果病史只是急性症状，那么感染性腹泻是主要的鉴别诊断。需完善大便常规找虫卵、寄生虫以及大便培养。炎症性肠病具有家族性，但患者阿姨的情况未知，非直系亲属，对诊断没有很大的帮助。吸烟与克罗恩病相关，但溃疡性结肠炎更常见于非吸烟者。

虽然阿莫西林治疗可能与肠道功能紊乱及艰难梭菌感染有关，但在本病例二者不相关，因为在服用阿莫西林之前就存在腹泻，而且服用阿莫西林后腹泻无加重。

对该患者应立即给予皮质类固醇和静脉输液替代治疗，包括补钾。如果结肠扩张加重或直径>5.5cm，则应考虑开腹手术切除该部分结肠以防止穿孔；如果不存在这种情况，应该继续使用类固醇直到症状消失。诊断性检查如结肠镜和活检可以安全地进行。在急性发作缓解后，柳氮磺吡啶或美沙拉嗪一般用于溃疡性结肠炎的慢性维持治疗。

对本病例，尽管给予了流质饮食和其他适当的治疗，结肠仍然持续扩张。这种情况下患者需行全结肠切除术和回肠－直肠吻合术。最后组织学证实溃疡性结肠炎。因有增加直肠癌的风险，患者行回肠－直肠吻合术后需定期复查随访。

要点

- 血性腹泻意味着严重的结肠病理改变
- 在结肠炎中仔细监测结肠扩张，穿孔前行手术治疗至关重要
- 克罗恩病和溃疡性结肠炎均可引起类似的活动性结肠炎表现

病例64：心悸

病　史

患者男性，63岁，因心悸被送往急诊科。患者被警察拘禁，2h前在警察局时出现心悸不适、心动过速，既往亦有阵发性发作，无胸痛和呼吸困难。患者平日酗酒，每天饮12瓶啤酒。患2型糖尿病、高血压和哮喘。平时服药不规律，包括二甲双胍、格列齐特、雷米普利以及沙丁胺醇吸入剂和沙美特罗替卡松粉吸入剂。

体格检查

脉搏：185/min；呼吸：18/min；血压：126/73mmHg。患者意识清楚，满身酒气。颈静脉无怒张。心律不齐，心音正常，未闻及额外心音。双肺呼吸音清，未闻及干湿啰音。

辅助检查

● 患者的心电图检查结果如图64.1所示

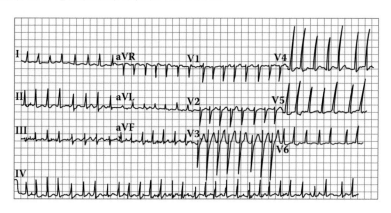

图 64.1　心电图

问　题

● 患者的心电图提示什么？
● 最佳治疗方案是什么？

回答 64

患者的心电图表现为窄 QRS 波不规则性心动过速，无明显 P 波，提示心房颤动（简称房颤）。既往阵发性心悸与阵发性房颤相一致。该患者发生房颤最可能的病因为高血压性心脏病，酗酒可能是房颤的诱因。其他常见原因包括冠状动脉疾病和瓣膜性心脏病。年轻患者传导异常须考虑 Wolff-Parkinson-White（WPW）综合征，心电图表现为窦性心律，并可见 δ 波及 PR 间期缩短。房颤可继发于肺动脉栓塞、甲状腺功能亢进、慢性肺病以及电解质紊乱，可进行电解质、甲状腺功能检测以及胸部 X 线检查。该患者可行超声心动图检查，因为结构性心脏病多见于老年患者。如怀疑冠状动脉疾病，可行心脏负荷试验。

房颤可分为首诊房颤（首次发现或发作）、阵发性房颤（两次或多次发作）和持续性房颤。阵发性房颤常可进展为持续性房颤。无潜在结构性心脏病的年轻患者可发生"孤立性房颤"。

房颤患者通常无症状。房颤可引起心排血量减少，进而导致低血压和急性心力衰竭。临床症状包括心悸、头晕、呼吸困难和胸痛，亦能增加卒中的风险。左心房可形成附壁血栓，脱落可导致脑动脉栓塞，但四肢或其他脏器栓塞者少见。持续性房颤可使心肌发生结构性改变导致心肌病。

房颤的紧急处理措施包括复律和控制心室率。如果患者出现低血压或者急性肺水肿可能需要立即行直流电复律。血流动力学稳定的患者推荐应用 β 受体阻滞剂控制心室率，其他可供选择的药物包括氟卡尼（无潜在冠状动脉疾病），钙离子通道拮抗剂（β 受体阻滞剂为禁忌），胺碘酮或地高辛（对合并轻度心力衰竭患者有用）。同时应处理房颤的潜在病因，如缺血性心脏病、甲状腺功能亢进和肺动脉栓塞。

房颤的长期管理应包含血栓栓塞风险评估以及心率和心律的控制。CHADS – 2 评分（表 64.1）用于估测房颤相关卒中发生风险。评分≥1 分者应接受长期华法林抗凝治疗。新型抗凝药如达比加群酯可用于替代华法林，与华法林不同的是达比加群酯无须常规监测凝血功能。抗凝禁忌者应接受抗血小板治疗，可使用的药物包括阿司匹林或氯吡格雷。评分为 0 分者可口服一种抗血小板药或无须治疗。与持续性房颤患者相同，阵发性房颤患者亦应评估卒中风险。

表 64.1　CHADS – 2 卒中风险评估表

充血性心力衰竭（ +1）
高血压（ +1）
年龄 >75 岁（ +1）
糖尿病（ +1）
既往 TIA 或卒中病史（ +2）
0 分：卒中年发生风险为 1.9%
1 分：卒中年发生风险为 2.8%
2 分：卒中年发生风险为 4.0%
3 分：卒中年发生风险为 5.9%
4 分：卒中年发生风险为 8.5%
5 分：卒中年发生风险为 12.5%
6 分：卒中年发生风险为 18.2%

引自：Gage BF, van Walraven C, Pearce L, et al. Selecting patients with atrial fibrillation for antico-agulation: stroke risk stratification in patients taking aspirin. Circulation, 2004, 110 (16): 2287-2292. PMID 15477396.

心室率或节律的控制是基于患者的年龄、房颤持续时间以及患者的症状。控制心室率与控制心室节律患者的死亡率并无明显不同。心室率控制目标是保持心率＜100/min，而无须恢复窦性心律。总的来讲，控制心室率策略通常用于长期无症状的老年房颤患者；而节律控制策略的目的是恢复并保持窦性心律，通常用于新发且有并发症状的年轻患者。恢复窦性心律的方法包括药物（如胺碘酮、索他洛尔、氟卡尼）、直流电复律或手术，手术包括房室结消融、起搏和肺静脉消融。

本例患者由于合并哮喘而禁忌应用 β 受体阻滞剂，在应用钙离子通道拮抗剂后心室率得到控制。尽管他的 CHADS - 2 评分为 2 分，但由于该患者平日酗酒以及治疗依从性差，不推荐使用华法林抗凝。可应用阿司匹林减少血栓栓塞风险，同时应用质子泵抑制剂预防阿司匹林诱导的消化性溃疡疾病。

 要点

- 房颤通常无症状
- 房颤是卒中的危险因素。卒中中度或高度风险患者（CHADS - 2 评分 ≥ 1 分）在无禁忌证的情况下应行抗凝治疗
- 房颤引起的低血压或急性肺水肿是紧急直流电复律的指征

病例65：咽喉痛

病 史

患者男性，28岁，因急性咽喉痛就诊于家庭医生。家庭医生诊断为急性咽炎，推测可能为链球菌感染，给予口服青霉素，咽喉疼痛逐渐缓解。5d后患者发现四肢出现皮疹，口唇出现痛性溃疡，症状迅速加重，患者自觉不适随即到急诊科就诊。既往无相关医疗史及家族史，过去曾有咽喉痛发作，药剂师给予咽喉含片后即缓解。

体格检查

体温：39.2℃。患者急性面容。四肢及颜面部有红斑结节，质软，唇黏膜、口腔黏膜及鼻咽黏膜均有溃疡，部分有坏死。余查体未见明显异常。

辅助检查

- 患者的实验室检查结果如表65.1所示
- 胸部X线检查结果如图65.1所示

表65.1 患者的实验室检查结果

项目	结果	正常参考值
血红蛋白	13.8g/dL	13.3 ~ 17.7g/dL
白细胞	14.8 × 10⁹/L	(3.9 ~ 10.6) × 10⁹/L
血小板	334 × 10⁹/L	(150 ~ 440) × 10⁹/L

血涂片：中性粒细胞增多

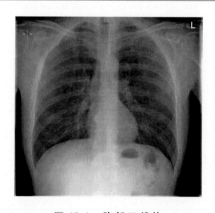

图65.1 胸部X线片

问 题

- 患者的诊断是什么？
- 如何处理？

回答65

　　该患者诊断为急性药物超敏反应引起的严重多形性红斑综合征（Stevens-Johnson综合征）。诊断的关键点是发病快，发病时间与使用青霉素时间有关，以及全身皮损形式及分布，且抗生素是引起此综合征最常见的药物。胸部X线检查未见明显异常。

> **！ 皮疹的鉴别诊断**
>
> 　　• 链球菌感染（推测）播散至软组织。与老年患者相比，年轻健康患者少见；病变分布弥散而不孤立，皮损处培养阴性可除外
> 　　• 急性白血病或中性粒细胞减少症可表现为黏膜溃疡，但无此类皮损，这些诊断可通过血细胞计数和涂片排除

　　除青霉素以外的药物（如治疗咽喉疼痛所用的镇痛剂）也应认作病因之一。该患者服用过小剂量的对乙酰氨基酚，使青霉素成为最可能的病因。

> **！ 治疗措施**
>
> 　　治疗措施包括：
> 　　• 停止服用青霉素，如有必要可选择替代抗生素；本例患者病程中血培养阴性
> 　　• 可给予短疗程激素（如泼尼松龙，每天30mg，服用5d，以减少炎症反应）
> 　　• 注意观察溃疡继发感染
> 　　• 镇痛
> 　　• 提醒患者以后不要再使用青霉素或相关药物
> 　　• 应在家庭医生病历及医院病历中清晰地记录青霉素过敏反应

> **要点**
>
> 　　• 用药史是每例患者病史的基本组成部分
> 　　• 始终将药物考虑为患者病程进展过程中发生并发症的一个可能原因
> 　　• 应将药物过敏明确地记录在医疗记录中

病例 66：尿频

病　史

患者男性，37 岁，因尿频、尿痛伴尿道分泌物增多 5d 入院。1d 前患者自觉不适、发热、右膝关节疼痛。患者就职于一家国际银行，2 周前从亚洲和澳洲返回。既往无家族史，无长期服药史。

体格检查

体温：38.1℃；心率：90/min；血压：124/82mmHg。患者急性面容，心、肺、腹部、神经系统查体均未见明显异常。右膝关节肿胀、轻度渗出、活动受限。皮肤无皮疹，口腔黏膜无异常。尿道分泌物呈乳白色。

辅助检查

- 患者的实验室检查结果如表 66.1 所示
- 右膝关节 X 线检查如图 66.1 所示

表 66.1　患者的实验室检查结果

项目	结果	正常参考值
血红蛋白	17.1g/dL	13.3 ~ 17.7g/dL
白细胞	16.9×10^9/L	$3.9 \sim 10.6 \times 10^9$/L
血小板	222×10^9/L	$150 \sim 440 \times 10^9$/L

血涂片：嗜中性粒白细胞

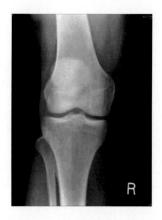

图 66.1　右膝关节 X 线片

问　题

- 如何进一步检查和治疗？
- 患者最可能的诊断是什么？

回答66

　　该患者的诊断是急性淋病、淋病性关节炎。X线示右膝关节未见明显异常。该疾病确诊需要尿道分泌物拭子细菌学检查，检查提示尿道分泌物为革兰氏阳性球菌，该检查要注意的是分泌物拭子需直接接种至新鲜培养基，送至实验室前需保持37℃恒温。根据细菌学检查使用环丙沙星抗感染，青霉素类作为次选。急性淋病常见的并发症包括败血症、转移性感染，常见的转移性感染累及皮肤，少见的如肝周炎、细菌性心内膜炎、脑膜炎。

　　该患者在泰国及新加坡与妓女有无保护性交史，返回英国后再无性交。该病属于性传播疾病，建议患者去性疾病门诊就诊。

要点

- 对性传播疾病处理中重要的一点是管理性接触者

病例67：背部疼痛

病　史

患者女性，48岁，因胸背部正中区疼痛3个月，被家庭医生送入医院。疼痛呈间歇性，夜间加重，患者自行购买了布洛芬，服用后能缓解。无其他症状，无相关病史或家族史。从不吸烟，大多数时候饮酒量约10~12个酒精单位/周。患者是一名十分活跃、富有竞争力的网球和羽毛球运动员，兼职在超市做货架整理工作。

体格检查

血压：136/76mmHg。患者状态佳，自诉疼痛位于椎骨T_5、T_6，但此处无压痛，无肿胀或畸形。脊髓运动正常。心血管、呼吸及腹部查体均正常。

辅助检查

● 脊柱X线片显示无异常

● 实验室检查显示：全血细胞计数，尿素和肌酐，电解质，钙，碱性磷酸酶和磷酸盐均正常

患者被家庭医生告知，疼痛是由于在工作和运动中过于劳累引起的，并予口服"双氯芬酸"。家庭医生建议她暂停打羽毛球和网球，先休息一段时间。

几周后疼痛变得更严重，持续时间更长，严重影响了患者的睡眠。她再次就诊于家庭医生，检查结果和之前一样，唯一不同的是胸中部脊柱出现压痛。家庭医生遂重新拍摄了脊柱X线片（图67.1）。

问　题

● 患者的X线片中有何异常？

● 可能的病因是什么？

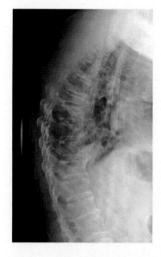

图67.1　第二次脊柱X线片

回答 67

患者的脊柱 X 线片显示 T₆ 椎体塌陷。如果没有证据表明骨质疏松或创伤，那么最常见的原因就是肿瘤转移。最常见的发生骨转移的肿瘤是肺癌、前列腺癌、甲状腺癌、肾癌和乳腺癌。在拍摄 X 线片前，对患者的乳房进行了检查，发现一个硬块，直径 1~1.5cm，位于左侧乳房根部，行紧急活检，明确是恶性肿瘤，已被转诊至肿瘤专家处进行下一步治疗。

影响腰和颈椎（如韧带等软组织炎症及椎间盘病变）的常见病变在胸椎处较为少见，但如果适龄患者的胸椎持续性疼痛，则可能是骨转移所引起。

患者第二次的脊柱 X 线片已经显示出病变，与第一张对比，后者仍然无法识别病变，这一问题反映出如果临床表现有可疑异常，则需要重复检查，即使早期体检结果正常也需反复调查。

女性的常规检查中应包含乳房检查一项，特别年龄超过 40 岁的患者，此年龄段是乳腺癌的高发期。

要点

- 如果患者年龄超过 40 岁，则胸椎疼痛有可能是骨转移引起的
- 如果临床诊断未经证实，则复查之前正常和阴性的检查是治疗的重要部分

病例 68：劳累性气短

病　史

　　患者男性，59岁，因劳累性呼吸困难就诊于家庭医生。患者注意到在过去的12个月中做家务和上楼时气喘越来越明显，也感到非常疲惫，但无胸痛、咳嗽或头晕。无特殊医疗史，但曾有医生告诉他有心脏杂音，未治疗。不吸烟。

体格检查

　　脉搏：85/min，律不齐；呼吸：16/min；血压：128/73mmHg。患者有低容量的颈动脉搏动和心脏底部的收缩震颤。心尖搏动不移位，且非常有力。心律第二心音柔和，右侧第二肋间可闻及粗糙的收缩中期喷射样杂音，向颈动脉放射，呼气相明显。呼吸音正常。四肢无水肿。

辅助检查

- 胸部 X 线检查提示心脏扩大，双肺野正常
- 心电图提示窦性心律和左心室肥大

问　题

- 患者的心脏杂音说明什么？
- 如何处理？

回答 68

患者的心脏杂音由主动脉瓣狭窄引起。典型的主动脉瓣狭窄在主动脉区产生响亮的杂音，向颈动脉放射，特征为收缩期喷射样或递增递减型。呼气相胸膜腔正压使跨瓣压差增大，因此左侧杂音在呼气相更为明显（左侧杂音呼气相明显，右侧吸气相明显）。心电图提示左心室肥大，此为主动脉狭窄的特征之一。主动脉瓣狭窄引起左心室流出道梗阻，左心室为了维持心排血量和应对因瓣膜狭窄而增加的跨瓣压力梯度发生代偿性肥大，超声心动图和胸片均可提示左心室肥大。主动脉狭窄的病因包括先天性瓣膜发育异常合并钙化，正常主动脉瓣的钙化性疾病以及风湿性瓣膜疾病。

一旦出现症状通常提示主动脉瓣狭窄已经很严重了，症状包括劳力性呼吸困难、疲乏、头晕和胸痛。近半数合并胸痛的主动脉瓣狭窄患者并存冠状动脉疾病。严重主动脉瓣狭窄的征象包括迟脉、主动脉瓣震颤、收缩期杂音峰值长和延迟、第 4 心音、S_2 反常分裂、无 A_2 以及心力衰竭。应行超声心动图评估狭窄的严重程度。严重主动脉狭窄的超声心动图特征包括瓣膜面积 $< 1cm^2$（正常值 3 ~ $4cm^2$），射流速度 4m/s（正常值 $< 2.5m/s$）以及平均跨瓣压力梯度超过 40mmHg。

主动脉瓣狭窄会随时间而进展，因此患者应定期监测超声心动图。超声心动图监测频率应根据主动脉瓣狭窄程度而定，轻度病变每 3 ~ 5 年一次，中度病变每 1 ~ 2 年一次，严重病变每年一次。主动脉瓣狭窄患者在牙科治疗或侵入性操作之前不推荐应用抗生素预防感染性心内膜炎。有症状和（或）严重主动脉狭窄患者应收入心胸科病房行主动脉瓣置换术，如不行瓣膜置换术，患者出现症状后预期寿命通常只有 2 ~ 3 年。该患者为缓解症状行主动脉瓣置换术。

要点

- 主动脉瓣狭窄患者出现症状是主动脉瓣置换术的手术指征
- 主动脉瓣狭窄会随时间进展，患者需规律监测超声心动图

病例 69：腹痛

病　史

患者女性，58 岁，因间断性上腹痛 2 个月就诊于家庭医生。患者间断性中上腹痛 2 个月，呈钝痛，疼痛不向其他部位放射，与饮食无明显相关性。食纳可，无恶心、呕吐，大便正常，体重无减轻。无其他相关病史及家族史。不吸烟，极少量饮酒。职业为专职幼师。体格检查未见异常。血压为 128/72mmHg，实验室检查示全血细胞计数、尿素、肌酐、电解质以及肝功未见异常。

给予 H_2 受体拮抗剂治疗并建议患者如果症状未缓解随诊。起初经治疗后腹痛稍缓解，但 1 个月后疼痛程度及性质较前加重，并出现疼痛向背部放射，坐位前倾体位可缓解。尽管症状加重，她仍和丈夫一同去斯堪的纳维亚半岛度假 2 周。在假期的第 2 周期间，丈夫发现她眼睛有轻度黄染，数天后她注意到自己尿色加深，并出现陶土样便。假期一结束她立即来胃肠病专科就诊。

体格检查

患者的皮肤和巩膜有轻度黄染。无淋巴结肿大，脊柱无异常。心、肺、腹部查体未见异常。

辅助检查

● 患者的实验室检查结果如表 69.1 所示

表 69.1　患者的实验室检查结果

项目	结果	正常参考值
血红蛋白	15.3g/dL	11.7～15.7g/dL
白细胞	$6.2 \times 10^9/L$	$(3.5～11.0) \times 10^9/L$
血小板	$280 \times 10^9/L$	$(150～440) \times 10^9/L$
血清钠	140mmol/L	135～145mmol/L
血清钾	4.8mmol/L	3.5～5.0mmol/L
尿素氮	6.5mmol/L	2.5～6.7mmol/L
肌酐	111μmol/L	70～120μmol/
血清钙	2.44mmol/L	2.12～2.65mmol/L
血清磷	1.19mmol/L	0.8～1.45mmol/L
总胆红素	97mmol/L	3～17mmol/L
碱性磷酸酶	1007IU/L	30～300IU/L
丙氨酸氨基转移酶	38IU/L	5～35IU/L
γ-谷氨酰转肽酶	499IU/L	11～51IU/L

问　题

● 患者可能的诊断是什么？

● 如何进一步检查？

回答 69

根据尿色深、陶土样便病史及肝功结果，提示患者有梗阻性黄疸。胰腺肿瘤引起的疼痛有 2 个典型特征：疼痛向背部放射，坐位前倾体位疼痛可缓解。另一种可能的诊断是胆石症，但疼痛不典型。

一旦身体的某个部位出现梗阻，找出梗阻部位及原因是最重要的。首先需要行腹部超声检查，结果显示了肝内胆管、胆总管及胆囊扩张，未发现胆囊结石。因为胰腺位于身体的深部，对超声检查不敏感，胰腺未见异常。

进一步行 CT 扫描观察起源于十二指肠大乳头处的胆总管开口以及胰腺头部。CT 结果显示胰头肿瘤引起了胆总管的梗阻，肿瘤并未向胰腺外部延伸。腹部淋巴结未见肿大。腹部超声及 CT 均未提示有肝脏转移。下一步应行的影像学检查包括磁共振胰胆管造影（magnetic resonance cholangiopancreatography，MRCP）或经内镜逆行胰胆管造影术（endoscopic retrograde cholangiopanreatography，ERCP），除非需要联合干预步骤如行取石术或支架植入术，否则应首选 MRCP。

患者接受了胰腺部分切除和十二指肠 - 胰管吻合术，术后黄疸迅速减轻。术后必须对患者进行随访，因为不仅可以监测肿瘤的复发还可以处理可能导致糖尿病发展的危险因素。

要点

- 早期胰腺肿瘤无任何典型症状
- 寻找梗阻性黄疸的病因很重要
- 胰腺部分切除后患者有患糖尿病的风险

病例 70：下肢无力

病　史

患者女性，24 岁，突然摔倒伴左下肢完全无力被送入急诊科。患者周日在教堂做礼拜唱赞美诗的时候，突然摔倒，无意识丧失，并自觉左下肢完全无力，无法站立，被送入急诊科。无其他神经系统症状。既往体健，无类似相关病史及家族史，无特殊用药史，不吸烟，不饮酒。职业为书店销售员。与男朋友同居 3 年，4 周前分手，现与父母同住。

体格检查

患者的一般情况可，神情自然，对自身状况及周围人物表现出漠然。神经系统查体：定向力正常，简易精神状态（Mini-Mental State，MMSE）评分正常。颅神经检查未见异常。左下肢肌力检查不合作，肌张力正常；共济检查不合作。左侧臀部及腹股沟以下浅感觉缺失。左下肢的振动觉、关节位置觉缺失。对拍打足底及按压跟腱疼痛刺激有正常回避。深、浅反射正常，病理征未引出。

问　题

- 患者可能的诊断是什么？
- 如何处理？

回答 70

该患者诊断为癔症，又称为分离（转换）障碍。诊断依据如下：

- 患者的神经系统症状及体征不符合神经系统疾病解剖定位原则（如：虽然肢体瘫痪，但是反射可以引出，有对疼痛刺激的回避）。
- 患者缺乏对自身躯体功能障碍的关注，即法国习语"泰然漠视"。
- 患者的发病与精神压力有关（如与男朋友分手）。
- 其他：居住环境的改变再次激发了其分手的痛苦感受。

对于诊断分离（转换）障碍，上述线索单独考虑均无特异性，但综合考虑就具有诊断价值。任何分离（转换）障碍均应采用排除性诊断。对该患者而言，神经系统查体可排除器质性病变。必须要认识到诈病与分离（转换）障碍是截然不同的两种疾病。患者的临床表现客观真实存在，切忌告知患者是诈病或治疗无意义。

治疗措施是详细解释病情，并进行心理疏导。对于该患者，所谓的分离即是想要移动腿的意愿与无应答之间的分离，这是由于精神压力造成，并不存在潜在的严重疾病如多发性硬化。保持良好积极的心态对于患者的康复非常必要，恰当的物理治疗也非常重要，本患者应给予适当的物理治疗，促进康复。

病程越短，预后越好。该患者 8 d 后完全恢复。

分离（转换）障碍患者经常出现神经系统症状，其中最常见的症状包括抽搐、失明、疼痛、遗忘，因此，这些症状均需要行全面的神经系统检查以排除器质性疾病。

要点

- 分离（转换）障碍经常出现神经系统症状
- 分离（转换）障碍的诊断属于排除性诊断

病例 71：嗜睡

病　史

患者女性，72岁，因呼吸道感染就诊于家庭医生。家庭医生给予西环素在家治疗。患者平时独居，她的女儿——一名退休的护士搬来照料她。患者有长期的类风湿关节炎病史，现在仍有症状，每天服用 7mg 泼尼松龙，持续了 9 年。偶尔服用对乙酰氨基酚治疗关节痛。无其他相关病史或家族史。家庭医生登门复诊时，发现其血压为 138/82mmHg。5d 来患者一直发烧，厌食并卧病在床。她女儿让其每天摄入大量液体。第 5 天时，她开始变得嗜睡，女儿越来越难将其叫醒，所以叫了救护车将母亲送去急诊室。

体格检查

体温：38.8℃；脉搏：118/min；血压：104/68mmHg。患者身材瘦小（体重50kg），但近期没有体重减轻的迹象。患者嗜睡，对指令有应答，但不能回答简单的问题。肌张力普遍减低，但没有局灶性神经体征。颈静脉压不高。无脚踝肿胀。胸部查体双侧基底区可闻及肺泡音和哮鸣音。关节表现为轻微的活动性炎症和畸形，与类风湿关节炎的病史一致。

辅助检查

- 患者的实验室检查结果如表 71.1 所示

表 71.1　患者的实验室检查结果

项目	结果	正常参考值
血红蛋白	11.5g/dL	11.7～15.7g/dL
平均红细胞体积（MCV）	86fL	80～99fL
白细胞	13.2×10⁹/L	(3.5～11.0)×10⁹/L
血小板	376×10⁹/L	(150～440)×10⁹/L
血清钠	125mmol/L	135～145mmol/L
血清钾	4.7mmol/L	3.5～5.0mmol/L
尿素氮	8.4mmol/L	2.5～6.7mmol/L
肌酐	131μmol/L	70～120μmol/L
葡萄糖	4.8mmol/L	4.0～6.0mmol/L

问　题

- 患者可能的诊断是什么？
- 如何解释检查中的异常状况？
- 如何处理？

回答71

该患者最有可能的诊断是因长期使用泼尼松导致下丘脑－垂体－肾上腺轴运转异常，引起了继发性急性醛固酮减少症。这种疾病在长期服用类固醇的患者中较为常见，需要增加糖皮质激素的输出时就会发生，最常见的情况是感染或创伤，包括手术，或者患者因持续呕吐不能有效服用口服类固醇时就会出现，在本例表现为嗜睡和低血压。

低钠血症是叠加疾病的另一个结果，可能是由于厌食及摄入液体稀释血浆导致体内钠减少造成的。在继发性醛固酮减少症患者中，肾素－血管紧张素－醛固酮系统是完整的，可完成钠的代谢转运。这与急性原发性醛固酮减少症（肾上腺皮质危象）形成对照，如果不能分泌盐皮质激素，但同时分泌糖皮质激素，就会引起低钠血症和高钾血症。急性继发性醛固酮减少症很常见，将它称作肾上腺皮质危象是错误的。

也应当考虑感染的传播，患者可能发生感染的主要部位是大脑，会形成脑膜炎或脑脓肿，局部引起肺脓肿或脓胸。由于患者的年龄较大，且长期使用类固醇，会形成一定程度的免疫抑制。由于患者的体重仅有50kg，因此类固醇的计量可能比看上去要高；药物剂量，如10mg的泥尼松，通常针对的是一个70kg的男性，该患者7mg的药量实际上超标了40%。

治疗方案是立即静脉滴注氢化可的松和盐水。患者有反应，且在5h内意识水平恢复正常，血压已经上升至136/78mmHg。胸部X线片显示的肺双侧阴影与肺炎的诊断相符合，但无其他异常。

🔑 要点

- 继发性醛固酮减少症是一种医疗上的紧急状况，需要立即进行经验性治疗
- 当有并发疾病时，长期服用类固醇的患者应当增加剂量，且当患者发生持续呕吐时应当更换治疗方法

病例72：步态不稳

病　史

患者女性，32岁，因步态不稳2d急诊就诊。2d前，患者自觉步态不稳，夜间明显，但在行走和快速转身时症状轻微。饮食可，大小便正常。约1周前有上呼吸道感染史，已治愈。2年前出现一次右眼疼痛伴视物模糊，持续2~3周后自行缓解，无后遗症。吸烟10支/天，饮酒量8~10个酒精单位/周。否认吸毒史。已婚，育有两子，分别为2岁和6岁。月经周期正常，无其他不适。母亲患2型糖尿病。

体格检查

血压：130/78mmHg。发育正常，营养中等，正常面容，表情自如，精神良好。双眼可见凝视性眼震，眼底镜检查发现右侧视神经盘苍白。左下肢跟膝胫试验欠稳准，直线行走试验步态不稳，易向左侧倾倒。

辅助检查

- 患者的实验室检查结果如表72.1所示

表72.1　患者的实验室检查结果

项目	结果	正常参考值
血红蛋白	14.5g/dL	11.7~15.7g/dL
平均红细胞体积（MCV）	88fL	80~99fL
白细胞	8.2×10^9/L	（3.5~11.0）$\times 10^9$/L
血小板	335×10^9/L	（150~440）$\times 10^9$/L
血清钠	137mmol/L	135~145mmol/L
血清钾	4.3mmol/L	3.5~5.0mmol/L
葡萄糖	7.1mmol/L	4.0~6.0mmol/L
尿素氮	4.7mmol/L	2.5~6.7mmol/L
肌酐	84μmol/L	70~120μmol/L

问　题

- 患者可能的诊断是什么？
- 如何处理？

回答 72

　　直线行走试验易向左侧倾倒、眼震和共济失调均提示小脑病变导致的步态不稳。实验室检查中只发现血糖轻微升高，结合患者的糖尿病家族史，因此需要进一步评估患者的血糖情况，但其与患者目前的症状及体征无关。2年前患者出现视神经炎的特征性表现（发作性视物模糊），当时如行眼底检查可见视神经盘水肿、充血等表现，此次查体见视神经盘苍白，推测可能为上次的遗留改变，更进一步的详细检查可能发现患者遗留的视觉问题。视神经炎易复发，约50%的病例将进展为脱髓鞘病变（女性多于男性）。结合以上病史，患者存在不同时间和空间发作的神经病变，且均在典型的脱髓鞘病变好发区域，因此，目前考虑诊断多发性硬化的可能性大。

　　患者尚需要进一步完善以下检查：头颅MRI、脑脊液检查、视觉诱发电位（visual evoked potential，VEP）、脑干听觉诱发电位（brainstem auditory evoked potential，BAEP）、体感诱发电位（somatosensory evoked potential，SEP）。MRI检查可以发现超过90%的患者颅内存在脱髓鞘病变，而脊髓中大约为75%；T2加权图像可以显示出水肿，T1图像可见脑萎缩和轴突死亡区域。如果行腰椎穿刺，脑脊液应行寡克隆区带检测及鞘内IgG合成检测。同时还需要进行仔细的眼科检查。VEP、BAEP、SEP可能发现亚临床病灶，通过发现其他位置的脱髓鞘病变而辅助诊断。

　　免疫调节治疗可能有助于早期治疗，控制疾病进展，包括静脉滴注糖皮质激素、人免疫球蛋白、血浆置换。β干扰素等疾病修饰剂可减少复发型MS的疾病活动性，并延缓疾病进展。一旦确诊后，患者需要详细咨询关于疾病进展和预后的问题，可与多发性硬化患者协会进行交流。

要点

- 视神经炎可为多发性硬化的首发症状之一
- MRI是影像学诊断多发性硬化的最优选择

病例 73：胸痛与气短

病　史

患者女性，25 岁，因气短、咳嗽、胸痛 6h 就诊。6h 前患者步行上班时突发胸痛，为右侧胸部锐痛，疼痛随呼吸加重；随后的几个小时内胸痛缓解，但深呼吸时仍有轻度疼痛；疼痛后 1～2h 患者有轻微气短，目前仅在上楼及快步行走时觉气短，另诉有干咳。4 年前发生过类似的情况，但患者不太确定那次胸痛位置是否在左侧。吸烟 15 支/天，饮酒 10 个酒精单位/周。偶吸大麻。无其他用药史。职业为会计师。无相关家族史。

体格检查

脉搏：88/min；呼吸：20/min；血压：128/78mmHg。精神可，无发绀。心音正常。呼吸系统查体：气管和心尖搏动无移位；呼吸动度和叩诊大致正常；右侧触觉语颤减弱，呼吸音降低；右下肋膈角可闻及胸膜摩擦音；听诊未闻及其他附加音。

辅助检查

- 患者的胸部 X 线检查结果如图 73.1 所示

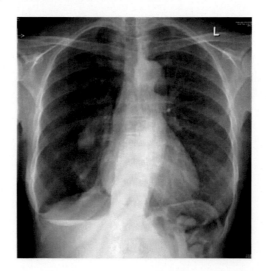

图 73.1　胸部 X 线片

问　题

- 患者的 X 线检查结果说明什么问题？
- 如何处理？

回答73

患者的胸部 X 线示右侧大量气胸，右肺尖大疱。气胸通常在吸气相胸片上可见，当结果可疑时呼气相胸片有助于诊断。查体及胸部 X 线片示无纵隔偏移。纵隔偏离气胸侧提示张力性气胸。虽然该患者初始有症状，但随后稳定下来，提示该患者既往体健无肺部基础疾病。X 线片上肺周气体距边缘超过 2cm，表明至少是中等量气胸，这是因为胸腔内肺脏是三维结构，而 X 线片是二维的。

年轻女性胸痛的鉴别诊断包括肺炎、胸膜炎、肺栓塞和肌肉骨骼疾病。但是该患者的临床症状和 X 线表现典型，气胸诊断明确。气胸更常见于瘦高男性、吸烟者及有基础肺部疾病者。如果有肺部基础疾病，则无须进一步行 CT 检查。

该患者过去有类似的发作，但可能在左侧。1 次气胸后有 20% 的复发趋势，2 次气胸后有 50% 的复发趋势。因此，对既往发生过 2 次气胸，或气胸可能影响其职业的患者，如专业驾驶员或飞行员，可考虑行胸膜固定术。

应立即使用 16 号及以上，至少 3cm 长的针头于胸前第二肋间抽气。无症状且无肺部基础疾病的少量气胸可不处理，能自行吸收，但过程较慢。1 次可最多抽 2 500mL，抽气困难或患者过度咳嗽时停止。如果抽气失败或气胸立即复发，有指征的情况下进行肋间水封瓶或活瓣引流。当引流困难或持续漏气时可能需要胸外干预。微创胸腔镜技术广泛开展以来，胸外干预较以前介入更早。该女性的肺尖大疱与持续漏气相关，需要外科微创手术干预。

应向患者提供戒烟帮助，因为吸烟增加了气胸复发风险。有报道大麻与肺大疱有关，应建议该患者戒大麻。

 要点

- 气胸患者在气胸缓解且肺完全复张后 1 周内禁乘飞机（创伤性气胸患者需要 2 周）
- 戒烟可降低气胸复发风险

病例74：意识模糊

病 史

患者男性，79 岁，因脾气暴躁和行为失常就诊。患者在妻子去世后已独居 3 年。髋部的骨性关节炎限制了其日常活动，由于行动不便和助行架的束缚导致他每次只能挪几步远，每当不能按自己的想法活动时就会大发脾气。由于无法照料自己，所以聘请了专业的家庭护理师来照料他的饮食起居。

然而在最近的 36h，患者的脾气逐渐变得更加糟糕，控诉家庭护理师对其进行殴打和偷钱，并不断地尝试坐起和站起，由于行动不便跌倒数次。发作性的言语难以理解。近 24h 出现持续的尿失禁，而该症状在过去 6 个月中仅发生过 1～2 次。

家庭护理师打电话通知诊所的值班医生，值班医生到达后发现患者已经出现嗜睡，被叫醒后表现出恐惧及发出富有攻击性的言语。患者认为此时自己在病房里，病房的医生和护士正计划着谋害他，地点和时间定向力出现障碍，并且不愿意回答此类问题。

既往无烟酒嗜好。甲状腺功能减退症病史 8 年，现口服甲状腺素片 100mg/d。家庭护理师诉其一直规律服药直至 36h 前，6 个月前的抽血结果显示甲状腺功能正常。

家庭护理师诉目前执行家庭护理越发困难，并且感觉患者有痴呆的症状，对此类老人不大适合家庭护理。

体格检查

血压：178/102mmHg。患者的髋关节疼痛且活动受限，右腰部不适。余查体阴性。

辅助检查

- 患者的实验室检查结果如表 74.1 所示

表 74.1　患者的实验室检查结果

项目	结果	正常参考值
甲状腺素	125nmol/L	70～140nmol/L
促甲状腺激素（TSH）	1.6mU/L	0.3～6.0mU/L
血糖	6.2mmol/L	4.0～6.0mmol/L

尿常规检查：尿糖（－）；尿蛋白（＋）；尿潜血（＋＋）

问 题

- 患者可能的诊断是什么？
- 如何处理？

回答74

该患者整个发病过程中最显著的症状就是谵妄。鉴别典型痴呆的4个关键特征是意识障碍,既往没有明显的痴呆,意识模糊发生迅速(几小时或几天)并呈波动性,有证据表明的积累作用(如严重的病情,药物滥用或药物副作用)。

相比之下,阿尔茨海默病的认知障碍是一个长时间慢性进行性发展的。

谵妄的常见原因有电解质紊乱,感染,药物或酒精毒性作用,药物和酒精戒断,代谢紊乱(低血糖、高钙血症、肝衰竭),低灌注(休克、心力衰竭)和术后状态。

该患者除了甲状腺素外,未服用其他药物,但仍应行实验室检查以排除任何可能获得且被认为安全的止痛药或其他药物。目前出现的症状和甲状腺疾病本身应当无相关性,首先患者6个月前的甲状腺功能是正常的,其次缺乏甲状腺素药物的替代在2d内不会对机体产生明显的影响;血糖正常;起身后跌倒增加了创伤的可能性,不排除硬膜下血肿的可能,但跌倒是主诉症状后的继发现象。最可能的导致目前症状的原因是尿路感染,尿试纸检测示血尿及蛋白尿,结合其尿失禁和腰部触痛,综合考虑诊断肾盂肾炎的可能性大。病史未提及体温是否升高,但应检测白细胞计数。

如果考虑肾盂肾炎,就地治疗是安全且可行的,因为移送入医院治疗会由于新环境而导致患者的谵妄症状加重。如果尿路感染得到确诊并对症治疗,患者的意识模糊及谵妄症状会好转,但是恢复时间可能长于体温和白细胞计数恢复正常的时间。拟诊尿路感染后就应予相应治疗,不必等待高倍镜检白细胞和尿培养结果确诊。该患者最有可能感染的是大肠杆菌,首选的抗生素是甲氧苄啶,虽然不排除耐药的可能,当然也可以咨询当地微生物学家以选择有效的抗生素。因为存在意识模糊,故需要使患者安静下来,否则可能会抵触治疗,可以适当给予小剂量镇静剂如氟哌啶醇或奥氮平。

 要点

- 即使有基线精神症状的老年人也需要关注意识状态的急性变化
- 谵妄指急性发作的意识混乱,通常有定向力障碍,并且可能发展成妄想。痴呆是获得性全面性智力、记忆和人格受损,但是通常神志清楚

病例 75：在家中昏迷

病　史

患者男性，21 岁，因在家中被发现意识丧失被急诊送入院。患者在公寓中被女友发现丧失意识，下午 5 时被送往医院。他们最后一次见面是在前一天晚上 8 时圣诞节购物后回家，当女友第二天下午来见他时，发现患者躺在浴室地板上，没有意识。该患者既往体健，无已知医疗史，有两个兄弟，父亲和其中一个兄弟患糖尿病。女友诉患者前一天无情绪异常的迹象，他将于 1 周内进行心理学期末考试，并对此感到焦虑，但是平时学习成绩优良，并且之前考试也未遇到任何问题。不吸烟，偶尔放纵一下能喝 10 个酒精单位。曾服用过摇头丸，但从未静脉注射过毒品。

体格检查

脉搏：92/min；呼吸：22/min；血压：114/74mmHg。患者面色苍白，无最近静脉注射毒品痕迹。心血管系统和呼吸系统查体未见异常。神经系统检查：对言语指令无反应；疼痛刺激有退缩反应；条件反射灵敏，双侧对称，巴宾斯基征阴性。瞳孔扩大，但对光反射存在，眼底可见视神经乳头水肿。

问　题

- 患者最可能的诊断是什么？
- 需要对患者立即行哪些检查？

回答 75

该年轻患者因意识丧失入院，不到24h之前无此表现，最可能的诊断是与药物或神经系统事件相关。治疗的第一步是确保心脏和呼吸平稳。呼吸频率稍快，应行血气分析监测氧合浓度并明确 CO_2 水平不高，提示通气不足。

糖尿病家族史提示也可能是血糖方面的问题，但是起病速度与高渗性糖昏迷不太相符，高渗性糖昏迷通常在1d前出现口渴和多尿等症状，发病稍缓慢，但血糖检测是必要的。低血糖起病稍快，但不是糖尿病的新发症状，可作为少见病如胰岛素瘤的症状出现。其他昏迷的代谢性病因，如钠离子或钙离子水平异常，也应筛查。

神经系统问题如突发意外导致的蛛网膜下腔出血可能发生于年轻患者，意识水平可因此受到影响，可能会出现一些定位体征或眼底出血，如最初检查未发现明确的病因，可行头颅CT扫描。

意识丧失最可能的原因是药物相关性的，尽管事先没有任何可能的诱因，但药物过量很常见，一些药物的效用问题还有待进一步探讨，在本病例很可能是一种镇静剂，如果一旦怀疑这方面的问题，应监测需要使用的其他治疗药物的剂量（如阿司匹林和对乙酰氨基酚）。

因意识丧失被送入医院的患者的其他可能原因有一氧化碳中毒。目前是冬天，并且患者是在浴室被发现的，（浴室中）故障燃气热水器的错误放置大大增加这种可能性。一氧化碳中毒患者通常面色苍白而不是传统认为的与碳氧血红蛋白相关的樱桃红色。严重一氧化碳中毒患者可能出现视神经乳头水肿，这可以解释该患者眼底镜检查发现的视神经乳头水肿表现。

碳氧血红蛋白检测结果显示为32%，给予患者高流量吸氧治疗，48h后缓慢完全康复。治疗中也要考虑到应用甘露醇控制脑水肿和高压氧治疗。问题追溯到故障的燃气热水器，已经有4年没有维修保养了。

 要点

- 药物过量是年轻人意识障碍最常见的病因，但其他诊断也应考虑
- 于室内或车内发现有人意识障碍或已知暴露于烟雾者应行碳氧血红蛋白水平检测
- 一氧化碳中毒而无发绀表现者，仍可能存在明显的组织缺氧

病例 76：头痛

病　史

患者男性，24 岁，因剧烈头痛 24h 就诊于急诊科。24h 前患者出现头痛并迅速加重，疼痛部位为全头痛并呕吐 2 次，随后出现嗜睡伴畏光。既往体健，无过敏史。吸烟 10 支/天；饮酒 24 个酒精单位/周。近期无服用药物史。该患者是一名在读心理学硕士，与其女性伴侣共同生活，育有 2 子，分别为 3 岁和 4 岁。

体格检查

体温：39.2℃；脉搏：120/min；血压：98/74mmHg。患者面色潮红，嗜睡，颈强直。无皮疹，鼻窦部无压痛，鼓膜无异常。心、胸、腹部查体未见异常。无局部神经系统体征。眼底检查正常。

辅助检查

- 患者的实验室检查结果如表 76.1 所示
- 胸部 X 线检查正常
- 心电图（ECG）提示窦性心动过速
- 头颅 CT 检查结果正常

表 76.1　患者的实验室检查结果

项目	结果	正常参考值
血红蛋白	13.9g/dL	13.7 ~ 17.7g/dL
白细胞	17.4×10^9/L	$(3.9 ~ 10.6) \times 10^9$/L
血小板	322×10^9/L	$(150 ~ 440) \times 10^9$/L
血清钠	131mmol/L	135 ~ 145mmol/L
血清钾	3.9mmol/L	3.5 ~ 5.0mmol/L
尿素氮	10.4mmol/L	2.5 ~ 6.7mmol/L
肌酐	176μmol/L	70 ~ 120μmol/L
葡萄糖	5.4mmol/L	4.0 ~ 6.0mmol/L
腰椎穿刺	脑脊液（CSF）浑浊	
脑脊液：白细胞	>8 000/mL	<5/mL
蛋白	1.4g/L	<0.4g/L
葡萄糖	0.8mmol/L	>70% 血糖

血培养：结果未归
革兰氏染色：结果未归

问　题

- 患者可能的诊断是什么？
- 主要鉴别诊断有哪些？
- 如何处理？

回答 76

该患者的诊断考虑为细菌性脑膜炎。患者突然出现严重头痛、呕吐、意识不清、畏光、颈强直，而低血压、白细胞增多、肾功能损害提示急性细菌感染而不是病毒感染。细菌性脑膜炎最常见的病原菌有脑膜炎奈瑟球菌，流感嗜血杆菌和肺炎链球菌。流感嗜血杆菌和脑膜炎奈瑟球菌是此年龄段患者最可能感染的病原菌。脑膜炎球菌（脑膜炎奈瑟菌）性脑膜炎常出现广泛的血管炎性皮疹。

脑膜炎、蛛网膜下腔出血和典型偏头痛都常常表现出剧烈的头痛；脑膜炎和蛛网膜下腔出血表现为单一发作的头痛。脑膜炎引起的头痛常在数小时内出现，而蛛网膜下腔出血常常突然出现；蛛网膜下腔出血患者的眼底检查可发现玻璃体积血。脑膜刺激征可发生在许多急性发热患者，尤其是儿童。颈项强直也可在颈部、脊柱的局部感染中出现。通过脑脊液分析可鉴别脑膜炎的病原体是病毒、真菌、隐球菌还是结核杆菌。

当怀疑是细菌性脑膜炎时，即使诊断尚未明确也应给予适当的抗生素治疗。如果患者无青霉素过敏，通常静脉给予头孢曲松和头孢噻肟治疗。

在排除视神经乳头水肿和提示有占位性损伤的神经定位体征后，应立即行腰椎穿刺检查（甚至在行 CT 检查之前）。如果患者有颅内压升高的局部神经系统体征，应首先行 CT 检查以避免腰椎穿刺损伤圆锥，这种损伤可发生于颅内压升高的腰椎穿刺过程中。

患者脑脊液的中性粒细胞计数 >1 000/mL，脑脊液中的葡萄糖含量 < 同时期血糖的 40%，脑脊液蛋白 1.4g/L 均强烈提示细菌性脑膜炎，革兰氏染色和培养能够明确诊断。对本病例，革兰氏染色提示革兰氏阳性球菌，与肺炎链球菌感染一致，应立即静脉给予抗生素；针对该患者的意识水平下降应予以相应护理；可给予足量阿片类止痛药减轻患者的痛苦；抗利尿激素分泌失调综合征导致轻度低钠血症，而体液丢失应补充生理盐水纠正；针对低血压应给予血管收缩药物。

对患者治疗的同时应考虑他的两个孩子，从病史中不能明确谁在照看他们，但应该对他们进行相应的检查，当怀疑有脑膜炎球菌感染或者细菌病原体不确定，应先给予他们利福平预防性治疗，并且针对脑膜炎球菌进行疫苗接种。

 要点

- 细菌性脑膜炎可引起严重的头痛、颈强直、困倦及畏光
- 细菌性脑膜炎的主要鉴别诊断包括蛛网膜下腔出血和偏头痛
- 高度怀疑细菌性脑膜炎时，在明确病原菌前应先给予抗生素治疗

病例 77：腹痛

病 史

患者女性，70 岁，诉上腹部疼痛 3d 入院。患者的上腹部疼痛为持续性隐痛，阵发性加重，1d 来呕吐 3 次。5 年来曾出现 2~3 次右上腹剧烈疼痛，有时伴发热，其中 1 次给予抗生素治疗。既往食欲佳，但 1 周来未进食。体重无减轻。既往无泌尿系统和肠道系统疾病，但近几日尿色深，患者自觉为泌尿系感染。

既往有甲状腺功能减退症，服用甲状腺素片替代治疗，并定期复查调整药物剂量，最近一次检查是 3 个月前。6 个月来间断出现胸痛，1~2 次/周，均在运动时会出现，服用阿替洛尔 50mg/d，有时舌下含服硝酸甘油片缓解疼痛。

体格检查

脉搏为 56/min，律齐；血压为 122/80mmHg。巩膜黄染。心血管系统及呼吸系统查体无明显异常。右上腹软，墨菲征阳性。腹部未触及包块。临床甲状腺功能正常。

辅助检查

• 患者的实验室检查结果如表 77.1 所示

表 77.1　患者的实验室检查结果

项目	结果	正常参考值
血清钠	139mmol/L	135~145mmol/L
血清钾	4.1mmol/L	3.5~5.0mmol/L
尿素氮	6.4mmol/L	2.5~6.7mmol/L
肌酐	110μmol/L	70~120μmol/L
血清钙	2.44mmol/L	2.12~2.65mmol/L
磷酸盐	1.19mmol/L	0.8~1.45mmol/L
总胆红素	83mmol/L	3~17mmol/L
碱性磷酸酶	840IU/L	30~300IU/L
丙氨酸转移酶	57IU/L	5~35IU/L
γ-谷氨酰转肽酶	434IU/L	11~51IU/L
促甲状腺激素（TSH）	2.3mU/L	0.3~6.0mU/L

问 题

• 如何分析上述情况？

• 如何处理？

回答 77

患者间断上腹疼痛 5 年，目前腹痛较前持续时间长，且伴有黄疸，查体墨菲征阳性，提示胆囊有炎症存在。心率减慢多考虑服用 β 受体阻滞剂（阿替洛尔）所致，甲状腺功能减退症或其他疾病的影响较小。结合胆红素是水溶性的，随尿液排出，胆道梗阻导致结合胆红素增加，所以尿液颜色加深。肠道中缺乏结合胆红素，导致陶土样大便。

患者的检查结果提示胆红素升高，丙氨酸氨基转移酶轻度升高，碱性磷酸酶及 γ - 谷氨酰转肽酶升高明显，碱性磷酸酶和 γ - 谷氨酰转肽酶明显升高具有较大的临床意义，提示梗阻性黄疸。肿瘤或结石引起的机械性梗阻或药物（如吩噻嗪类、氟氯西林等）的不良反应均可引起梗阻性黄疸。患者所服用的药物无明显肝毒作用。

患者 5 年来间断腹痛伴发热，考虑胆囊结石继发胆囊炎。查体时如触及肿大的胆囊，提示可能是恶性肿瘤阻塞。因多次胆囊炎症可使胆囊瘢痕形成，最终导致胆囊缩小。胆囊内结石掉落入胆总管可导致胆道梗阻，大约有 15% 的患者会发生胆囊结石移位至胆管。

患者的甲状腺功能稳定，与目前的症状无关。心绞痛提示有冠心病，在治疗胆结石时应兼顾，建议行动态心电图检查。

只有少数胆囊结石不透过 X 线，可在 X 线片中显影。应进一步做肝脏及胆道系统的超声检查，超声可显示胆道系统扩张，但对胆总管结石诊断可靠性差。磁共振胰胆管成像（MRCP）可清楚地显示梗阻的部位及原因，经内镜逆行胰胆管造影（ERCP）是诊断的金标准。本病例可通过介入手术切开胆管括约肌，取出结石，解除胆道梗阻。

 要点

- 梗阻性黄疸、胆管扩张、胆囊肿大可能为胰头癌压迫胆总管（即 Courvoisier 征）
- 梗阻性黄疸引起碱性磷酸酶及 γ - 谷氨酰转肽酶明显升高
- 丙氨酸氨基转移酶升高为主提示主要为肝细胞损害

病例 78：发热

病　史

　　患者男性，36 岁，因发热、背部和下肢肌肉疼痛就诊于家庭医生。患者起初认为可能是流感，但上述症状已经持续 9 ~ 10d。腹泻 3d，目前已缓解。过去几周有口腔疼痛，导致进食困难，但期间患者并未感到饥饿，体重减轻数公斤。在开始出现症状时，胸腹部有少量红疹，现已消退。

　　患者过去偶有不适就医。过去 3 年间患者因赴越南和泰国旅居注射了相关疫苗。他最近的 1 次国外旅行在 3 个月前。吸烟 10 支/天，饮酒量 20 ~ 30 个酒精单位/周，未用违禁药物。无其他相关既往史及家族史。从事律师工作，单身独居，过去有很多异性和同性性关系。12 个月前行 HIV 检测，结果阴性。

体格检查

　　体温：38℃；脉搏：94/min；呼吸：16/min；血压：124/78mmHg。心血管及呼吸系统查体未见异常。口腔有 2 处黏膜溃疡，直径 5 ~ 10mm。双侧颈部可触及多个淋巴结，轻微触痛。未触及其他包块，肝脾不大。无皮疹。

辅助检查

- 患者的实验室检查结果如表 78.1 所示

表 78.1　患者的实验室检查结果

项目	结果	正常参考值
血红蛋白	14.8g/dL	13.3 ~ 17.7g/dL
平均红细胞体积（MCV）	87fL	80 ~ 99fL
白细胞	7.4×10^9/L	$(3.9 ~ 10.6) \times 10^9$/L
中性粒细胞	5.1×10^9/L	$(1.8 ~ 7.7) \times 10^9$/L
淋巴细胞	2.0×10^9/L	$(0.6 ~ 4.8) \times 10^9$/L
血小板	332×10^9/L	$(150 ~ 440) \times 10^9$/L
血清钠	144mmol/L	135 ~ 145mmol/L
血清钾	4.4mmol/L	3.5 ~ 5.0mmol/L
尿素氮	5.9mmol/L	2.5 ~ 6.7mmol/L
肌酐	73μmol/L	70 ~ 120μmol/L
胆红素	13mmol/L	3 ~ 17mmol/L
碱性磷酸酶	121IU/L	30 ~ 300IU/L
丙氨酸氨基转移酶	25IU/L	5 ~ 35IU/L

传染性单核细胞增多症筛查：阴性

问　题

- 患者可能的诊断是什么？

回答 78

本病例似乎是一个持续时间超过 1 周的感染方面的问题。从病程时长看流感可能性不大，其他阳性特点是颈部淋巴结肿大和口腔溃疡。体温高，曾出现皮疹已消退。血液检查，包括传染性单核细胞增多症的检查结果均正常。

先前的同性性接触史增加了性传播感染的可能。越南和泰国旅行与高风险的性暴露相关。该患者 12 个月前 HIV 检测阴性，但很可能是 HIV 血清转化疾病，大约半数感染病毒的人群会在感染后的 4 ~ 6 周出现。虽然 HIV 检测仍为阴性，但仍能通过血中发现 HIV 病毒或 p24 抗原诊断。该患者应已在 12 个月前被建议注意警惕性传播疾病传染的风险。

该病例的特点也符合二期梅毒的症状，该病一般发生在初次感染后 6 ~ 8 周，但其皮疹范围更广且淋巴结通常无触痛。应对患者行梅毒血清学试验。

患者也存在其他病毒性疾病的可能。肝炎也可以出现这些前驱症状，但肝功正常提示肝炎可能性小。淋巴瘤也可出现淋巴结肿大和发热，但口腔溃疡和皮疹不是淋巴瘤的典型症状。如果血清学检查阴性，应考虑行淋巴结活检。

该病例的 HIV 病毒检查阳性。在已暴露或有高暴露风险时，抗反转录病毒治疗可降低感染风险。在该阶段应给予支持治疗，同时合理病情告知，并安排病毒 DNA 检测。

要点

- 血清转化疾病见于大约 50% 的 HIV 感染者，严重程度不一
- 一旦确认或存在高暴露风险，如针刺损伤，常有给予抗反转录病毒治疗指证，应立即寻求相关建议

病例 79：日间极度嗜睡

病　史

患者男性，57 岁，因日间极度嗜睡就诊于家庭医生。过去的 2 年中患者不管是阅读还是看电视，乃至静坐都很容易睡着。职业为出租车司机，有两次甚至在开车时睡着，第一次发生在等红绿灯时，最终被后面汽车鸣笛声叫醒；另一次是在机动车道上行驶时，醒时已经偏移到小路上了。患者每天夜间睡眠 8h，间断憋醒数次，妻子诉其鼾鸣严重，时有呼吸暂停情况，须唤醒后方可继续呼吸。有高血压病史，口服"雷米普利""卞氟噻嗪"。

体格检查

患者的体质指数（BMI）为 $41kg/m^2$，血压 168/98mmHg。咽部充血水肿，扁桃体大小正常。心、肺查体未见明显异常。

辅助检查

* 对患者行夜间血氧监测，如图 79.1 所示

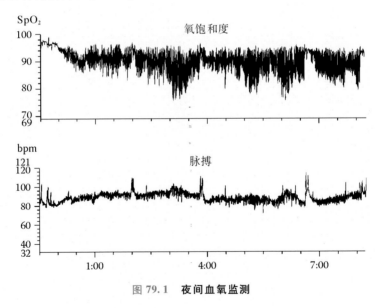

图 79.1　夜间血氧监测

问　题

* 患者可能的诊断是什么？
* 如何处理？
* 对其职业有何建议？

回答 79

日间极度嗜睡的原因包括睡眠不足，阻塞性睡眠呼吸暂停（obstructive sleep apnoea，OSA），发作性睡病，睡眠周期性肢体运动，抑郁以及药物治疗所致。该患者除了夜间有充足的睡眠（>7h）外，日间仍嗜睡，有打鼾、夜间呼吸困难、呼吸暂停和日间嗜睡等 OSA 的症状。其他睡眠呼吸暂停的症状包括疲乏、注意力不集中、夜尿症、夜间窒息、咽喉痛和晨起头痛。OSA 是由于睡眠期间上呼吸道管腔塌陷引起，导致气流受阻、血氧饱和度下降以及睡眠觉醒，频繁发生的睡眠觉醒导致日间嗜睡。睡眠呼吸暂停可引起高血压，并且是难治性高血压的常见原因，同时也是心脏病及卒中的独立危险因素。患者可能不知道自己患睡眠呼吸暂停而仅表现为日间嗜睡。

高级睡眠监护仪可用于确诊 OSA。夜间血氧监测提示复发性血氧饱和度下降，且心率与 OSA 发生时相一致。夜间血氧监测是非常有用的监测工具，但如果仍不能诊断，就可能需要更复杂的检测方法如住院患者多导睡眠图辅助诊断。

睡眠呼吸暂停的治疗方法包括减重、下颌牵引（mandibular advancement splints，MAS）和持续气道正压通气。如果扁桃体明显增大，可行扁桃体切除术，这也是儿童睡眠呼吸暂停的常用治疗方法。

持续气道正压（continuous positive airway pressure，CPAP）是一种通过面罩提供呼吸道正压的装置。正压使上呼吸道开放，阻止睡眠中塌陷。持续气道正压通气被推荐用于中度和重度 OSA 的治疗。下颌牵引装置用于治疗轻度睡眠呼吸暂停，这种橡胶材质的装置在夜间穿戴，可使下颌前移，气道管腔开放。

肥胖是 OSA 的一项主要的可逆性危险因素。世界范围内的肥胖发病率越来越高，OSA 的发病率随之增加。减重被推荐用于所有 OSA 超重患者（BMI ≥ 25kg/m²）。饮食建议，改变生活方式以及规律运动也被推荐。药物如奥利司他可抑制肠道脂肪吸收，可用于本病的治疗。减肥手术在减重和缓解 OSA 症状方面成功率高。当患者的 BMI ≥ 40kg/m² 或 BMI 为 35~40kg/m² 并合并临床并发症如糖尿病、OSA 或高血压时可考虑减肥手术。

在大多数国家，OSA 是一种应上报交通管理部门的疾病，在英国禁止该类患者驾驶汽车直到开始治疗并且睡眠有所改善。

要点

- 世界范围内的肥胖发病率越来越高，因肥胖而导致的 OSA 发病率亦随之升高
- OSA 表现为日间嗜睡，是难治性高血压的常见病因
- OSA 的治疗通常采用 CPAP 和减重

病例 80：胸痛

病　史

患者男性，48岁，因左侧胸部不适10d急诊就诊。10d前患者感觉不适，咳嗽并伴有气短，自觉发热。4~5d后症状无缓解，就诊于家庭医生，予以阿莫西林和对乙酰氨基酚治疗，48h后，症状有所缓解，停服抗生素。近2d自觉不适，食欲下降，并再次出现左胸不适和发热，咳嗽消失但活动时轻度气短。大小便正常。食欲差，近1年来体重减轻6kg。6年前因胸部感染住院治疗。间断使用针对消化道溃疡的治疗多年。吸烟20支/天，经常饮啤酒5~6品脱/天。目前处于失业状态。无特殊家族史。

体格检查

脉搏：96/min；呼吸：22/min；血压：124/76；未吸氧氧饱和度为95%。体形消瘦。左肺底部叩诊呈浊音，呼吸音减低。

辅助检查

- 患者的实验室检查结果如表80.1所示
- 患者的胸部X线片如图80.1所示

表 80.1　患者的实验室检查结果

项目	结果	正常参考值
血红蛋白	12.2g/dL	11.7~15.7g/dL
平均红细胞体积（MCV）	82fL	80~99fL
白细胞	18.9×10^9/L	$(3.5 \sim 11.0) \times 10^9$/L
血小板	450×10^9/L	$(150 \sim 440) \times 10^9$/L
C反应蛋白（CRP）	282mg/L	<5mg/L

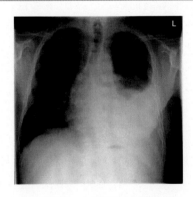

图 80.1　胸部 X 线片

问　题

- 患者最可能的诊断是什么？
- 如何进一步检查和治疗？

回答 80

病史提示该患者的肺炎治疗不充分，全身症状、白细胞计数和炎症标记物均表明目前仍存在感染。胸部 X 线和临床所见示左侧胸腔积液，胸腔积液可以在肺炎时出现，这种伴随性积液与肺脏表面的胸膜炎症有关，这种积液可在治疗肺炎时吸收，无须针对性的治疗，但是该患者的积液是感染性的，即脓胸，需要抽吸胸腔积液标本来诊断，抽吸时最好在超声引导下进行以减少并发症，超声还可以显示是否有分隔腔隙形成，这可以在胸膜腔严重感染时出现。

脓胸易在抗生素治疗不充分或免疫力低下时形成。该病例抗生素治疗过早中断、营养不良和高酒精摄入增加了易感性。

该病例的超声示胸腔内有粘连但无分隔腔隙形成。穿刺针进入胸腔后，脓液被吸出，脓液的强烈臭味立即充满整个病房，显然该病例的胸腔积液是感染性的，其气味提示厌氧菌感染，最常见的病原体是米勒链球菌。当胸腔积液感染不明显时，应送检 pH、蛋白、葡萄糖和培养检查，并同时查血糖，当胸腔积液 pH < 7.2、葡萄糖降低提示感染。

脓胸需要物理引流和抗生素治疗。在放射线引导下置入足够粗的引流管。如不能充分引流，需采用胸外干预来切断粘连和分隔，以确保充分引流。可以使用血栓溶解剂帮助引流，但 meta 分析显示与不使用血栓溶解剂患者的预后无显著差异。

> 🗝️ 要点
>
> - 肺炎相关性胸腔积液可以是伴随性积液或胸膜腔感染
> - 胸腔穿刺和引流应在超声引导下进行
> - 脓胸诊断后应尽早进行充分引流

病例 81：腹痛

病 史

患者男性，38 岁，因腹痛两个月就诊。患者诉疼痛位于上腹部或中央，呈间歇性。患者 1 年前也有过类似的症状。这次他从零售药店买了一些治疗消化不良的混合药物，症状于 10 周后得到了改善。疼痛通常持续 30~60min，经常发生在夜间，会让患者从睡眠中醒来，饭后似乎有所改善；某些食物，如咖喱和其他辛辣食物等似乎会引起疼痛。

患者有吸烟史 25 年，吸烟 10~15 支/天，饮酒量约 30 个酒精单位/周。目前未服用任何药物。无其他相关病史。职业为本市的金融经纪人。近来他感到愈发疲惫，并将原因归咎于工作。对患者进行了血涂片检查。

体格检查

上腹部有轻度压痛，无其他异常。

辅助检查

- 患者的实验室检查结果如表 81.1 所示
- 血涂片显示出了小红细胞，低色素红细胞

表 81.1 患者的实验室检查结果

项目	结果	正常参考值
血红蛋白	10.2g/dL	13.3~17.7g/dL
红细胞	$6.4 \times 10^{12}/L$	$(4.4 \sim 5.9) \times 10^{12}/L$
平均红细胞体积（MCV）	71fL	80~99fL
白细胞	$8.9 \times 10^9/L$	$(3.9 \sim 10.6) \times 10^9/L$
血小板	$350 \times 10^9/L$	$(150 \sim 440) \times 10^9/L$
血清铁	4mmol/L	14~31mmol/L
铁的总结合能力	76mmol/L	45~70mmol/L
铁蛋白	6mg/L	20~300mg/L

问 题

- 如何解释上述检查结果？
- 患者最可能的诊断是什么？如何进一步确诊？

答案81

血涂片检查结果显示患者有贫血症，MCV 较低，表明是小细胞性贫血。红细胞计数高，血红蛋白含量低，表明细胞中的血红蛋白含量减少。血清铁低，铁蛋白的铁结合力总值（total iron-binding capacity，TIBC）高说明这与真性铁缺失相关。血涂片证实为小红细胞，血红蛋白低（血红蛋白过少）。发生慢性贫血时，可能是小红细胞且血清铁含量低，但同时 TIBC 也低，铁蛋白正常。因此，本病例可能的诊断是消化性溃疡。

男性出现缺铁性贫血的最常见原因是胃肠道失血。绝经期前女性出现缺铁性贫血的最常见原因是月经失血。腹痛与消化性溃疡有关，尤其是发生十二指肠溃疡时，往往进食可缓解。因为不能从病史中排除其他可能的诊断，如胃癌，因此应行内镜检查明确诊断。应明确引起缺铁的出血部位，同时应检测是否存在幽门螺杆菌感染。

对该病例，使用内镜证实为十二指肠球部活动性溃疡，幽门螺杆菌检测呈阳性。幽门螺杆菌感染与胃炎相关，而与十二指肠溃疡的相关度超过 90%。呼气试验和血清抗体检测为可选的检测方法。针对幽门螺杆菌，用奥美拉唑（洛赛克）联合方案治疗6周，并用兰索拉唑或阿莫西林和克拉霉素三联疗法治疗 7d。对于小的、无并发症的溃疡来说，抗生素治疗结束后，无须继续服用质子泵抑制剂。而对于有并发症的溃疡来说，需要继续进行抑酸治疗，直至治愈。强烈建议患者戒烟并解决过量饮酒问题。对于消化性溃疡患者来说，精神压力作为危险因素的重要性仍存在争议。可以口服铁剂的患者应补充铁剂治疗铁缺乏，治疗应持续 3 个月，以补充骨髓中的铁储量。若患者的十二指肠溃疡无并发症，则不需要进一步行内镜检查，除非症状继续存在。

要点

- 目前研究已经证实使用各种抗生素能够暂时消除幽门螺杆菌，并预防或延缓症状的复发和溃疡
- 补充骨髓中的铁储量需要口服 3 个月的铁，直至血红蛋白恢复正常
- 铁蛋白是一种急性期蛋白，在发生急性病时，即使缺铁也会出现

病例 82：身体疼痛

病 史

患者女性，72 岁，因全身不适 10 周就诊于家庭医生。患者近 10 周以来全身僵硬不适，以晨起明显；独立起床困难，抬臂梳头困难，不能完成日常家务劳动；同时伴有膝关节和手指疼痛；盗汗明显，体重下降 4kg。就诊的主要原因是发现头痛，且近 4~5d 疼痛持续且逐渐加重。目前的首要问题是咀嚼时下颌部位疼痛。患者独居，既往无慢性疾病史。戒烟 40 余年，仅在圣诞节期间少量饮酒。既往无长期服药史，曾试用对乙酰氨基酚止痛，但效果不佳。

体格检查

血压：138/64mmHg。体型偏瘦，部分头皮有触痛。心、肺、腹部查体未见明显异常。四肢近侧肌力略下降（肌力Ⅳ级，可主动对抗重力和进行强有力的抵抗）。神经系统检查无明显异常。

辅助检查

- 患者的实验室检查结果如表 82.1 所示

表 82.1　患者的实验室检查结果

项目	结果	正常参考值
血红蛋白	10.3g/dL	11.7~15.7g/dL
平均红细胞体积（MCV）	87fL	80~99fL
白细胞	12.2×10^9/L	$(3.5 \sim 11.0) \times 10^9$/L
血小板	377×10^9/L	$(150 \sim 440) \times 10^9$/L
红细胞沉降率（ESR）	91mm/h	<10mm/h
血清钠	139mmol/L	135~145mmol/L
血清钾	4.6mmol/L	3.5~5.0mmol/L
尿素氮	3.8mmol/L	2.5~6.7mmol/L
肌酐	102μmol/L	70~120μmol/L
血糖	6.8mmol/L	4.0~6.0mmol/L
白蛋白	38g/L	35~50g/L
胆红素	16mmol/L	3~17mmol/L
丙氨酸氨基转移酶	85IU/L	5~35IU/L
碱性磷酸酶	465IU/L	30~300IU/L
肌酸激酶	139IU/L	25~195IU/L

问 题

- 患者的诊断是什么？
- 如何进一步确诊和治疗？

回答 82

该患者具有风湿性多肌痛或巨细胞动脉炎的典型临床症状。该病在 65 岁以上老人中常见，症状常突然发生。患者的首发症状常常是多肌痛的表现（近端肌肉痛伴晨僵）或者颞动脉炎症状（剧烈头痛及颞动脉区压痛）；可伴有系统性症状如全身不适、体重下降和盗汗；特征性改变是红细胞沉降率显著升高（至少为40mm/h），伴轻度贫血和白细胞升高；肝酶常轻度升高。多肌痛的症状主要表现为肌痛和僵硬，可表现为类似肌无力症状。与多发性肌炎不同的是风湿性多肌痛患者的肌酶常常正常。

风湿性多肌痛的诊断主要依靠临床特征，红细胞沉降率异常升高具有一定的诊断价值。大约 25% 的巨细胞动脉炎患者会出现多肌痛症状。当头痛患者怀疑巨细胞动脉炎时，应行颞动脉活检，但有时由于血管炎累及范围局限，颞动脉的组织病理学检查可表现为正常。但活检病理学阳性可确诊巨细胞动脉炎，并可及时给予激素等治疗。

对该患者有足够的证据诊断巨细胞动脉炎（又称颞动脉炎，虽然该病也可累及其他动脉）。该病有导致不可恢复的视力丧失风险，首要原因是睫状动脉局部缺血导致视神经炎；第二个原因是中心视网膜动脉损伤所致。基于以上临床分析，该患者在行病理活检前就应该立即给予大剂量激素治疗。虽然短时间治疗并不能改变疾病最终的结果，但保护视力才是最重要的。激素剂量可在临床症状得到控制后逐渐减量，这取决于临床症状缓解和红细胞沉降率恢复情况，激素的应用疗程大概需要 2 年。应用激素的同时要加强对骨骼的保护性治疗。

❗ 近端肌无力的鉴别诊断

- 多发性肌炎
- 系统性血管炎
- 系统性红斑狼疮
- 帕金森病
- 甲状腺功能亢进或甲状腺功能减退相关肌病
- 骨软化病

🔑 要点

- 风湿性多肌痛和巨细胞动脉炎常常并存
- 患者常伴有红细胞沉降率异常升高
- 巨细胞动脉炎有失明风险，应及时应用激素治疗

病例83：肢体无力

病 史

患者女性，76岁，以发作性右侧肢体无力急诊就诊。患者诉和丈夫准备坐下休息时突然出现右侧肢体无力、言语含糊，症状持续约10min后缓解。6个月前家属发现患者有一过性言语含糊，每次持续约数分钟，共发作2～3次，未予重视。2个月前曾有一过性左眼黑矇，持续数分钟后消失。既往有2型糖尿病6年，主要通过饮食控制血糖；有高血压病史3年，口服依那普利控制血压；有心肌梗死病史3年。吸烟10支/天，无饮酒史。

体格检查

脉搏：88/min，律不齐；血压：172/94mmHg。体形消瘦。心尖搏动位于第6肋间隙与腋中线交界处，心音正常，二尖瓣听诊区可闻及全收缩期3/6级杂音；左颈动脉可闻及轻柔杂音。双侧足背动脉搏动未触及；左侧胫后动脉搏动减弱，右侧胫后动脉搏动消失。胸、腹部查体均正常。神经系统查体：肌张力、肌力、感觉及反射正常，病理反射未引出。眼底检查无异常。

辅助检查

- 患者的实验室检查结果如表83.1所示
- 胸部X线检查正常
- 心电图（ECG）检查结果显示心房颤动

表83.1 患者的实验室检查结果

项目	结果	正常参考值
血红蛋白	13.7g/dL	11.7～15.7g/dL
平均红细胞体积（MCV）	86fL	80～99fL
白细胞	7.4×10^9/L	$(3.5～11.0) \times 10^9$/L
血小板	242×10^9/L	$(150～440) \times 10^9$/L
血清钠	137mmol/L	135～145mmol/L
血清钾	3.9mmol/L	3.5～5.0mmol/L
尿素氮	6.7mmol/L	2.5～6.7mmol/L
肌酐	86μmol/L	70～120μmol/L
血糖	5.8mmol/L	4.0～6.0mmol/L
糖化血红蛋白（HbA$_{1c}$）	7.6%	<7%

问 题

- 患者的诊断是什么？
- 如何处理？

回答 83

患者的症状呈一过性，无遗留的神经系统体征。吸烟史、糖尿病及高血压病史导致其发生脑血管病的风险增加。患者反复出现短暂性脑缺血发作（TIA），TIA 症状在 24h 内缓解，然而，在实际情况中（恢复）时间更快。入院前 2 个月患者曾出现一过性黑矇（短暂性单盲），常被描述为单眼视野缺损（呈百叶窗关窗样）。该患者的 TIA 定位于左侧大脑半球，这一区域由左侧颈动脉供血，此区域病变可出现右侧肢体无力及构音障碍。TIA 的发病机制可能是血管栓塞所致，栓子来源可能为颈总动脉或主动脉弓血管的斑块溃疡破裂形成的血栓；心源性血栓如扩大的左心房附壁血栓；其他少见原因包括血液系统疾病导致的血栓如红细胞增多症、镰状细胞贫血或骨髓瘤所致的高黏血症。这些症状每次的发作特点可以相似也可以不同。该患者的心电图提示心房颤动，有二尖瓣关闭不全的全收缩期杂音，心尖搏动向左移位。该患者存在 3 个明显的血栓潜在来源：

- 左颈动脉狭窄（斑块所在位置一方面可以解释 TIA 发作的分布范围，另一方面更可能是颈部杂音存在的原因）
- 左心房颤动及明显的二尖瓣反流的临床体征
- 既往心肌梗死合并心室附壁血栓形成

! 引起短暂性神经系统症状的主要原因

- 偏头痛：偏头痛先兆会逐渐蔓延和加重，多数偏头痛患者会出现先兆症状，例如视觉先兆时出现的"盲点"，先兆症状之后常出现严重头痛。但是，有些偏头痛患者可能伴随局灶性神经系统功能缺损症状，如偏瘫等
- 局灶性癫痫：多表现为肢体抽搐及感觉异常，这些症状常从一侧上肢或下肢开始，可向同侧的上肢或下肢传递
- 晕厥：晕厥与 TIA 的区别是前者常出现意识丧失，而无神经系统定位体征，晕厥发生前常有头晕情况
- 颅内占位性病变：颅内肿瘤或脓肿常可引起波动性症状体征，起病更缓，常伴随头痛及人格改变
- 其他：癔症发作、颈椎病、低血糖症、猝倒等

该患者应进一步完善头颅 CT 检查，排除颅内占位性病变；完善超声心动图，评估左心房大小，明确二尖瓣是否存在感染性瓣膜赘生物及是否有附壁血栓形成；完善颈部血管 B 超，如果发现颈动脉狭窄率超过 70%，可行颈动脉内膜剥脱术。患者存在心房颤动及颈动脉狭窄，因此可给予华法林抗凝治疗。患者应该严格控制血压及血糖，如果存在血脂异常，也应严格控制血脂。

🔑 要点

- TIA 的持续时间一般为数分钟
- 大约有 40% 的脑梗死患者既往有 TIA 病史
- 脑血管疾病的研究与治疗应综合考虑多种危险因素

病例84：呕血

病 史

患者男性，52岁，因凌晨2点呕鲜血被送入急诊科。入院后仍呕吐大量鲜血。2d前出现黑便，不伴腹痛。既往有高血压病史，服用阿替洛尔治疗。饮酒，每天1瓶红酒。

体格检查

脉搏：72/min；卧位血压：94/55mmHg；立位血压：72/42mmHg。贫血貌，皮肤、巩膜轻微黄染，前胸可见蜘蛛痣。脾大，肋缘下4cm。

辅助检查

- 患者的实验室检查结果如表84.1所示

表84.1 患者的实验室检查结果

项目	结果	正常参考值
血红蛋白	6.7g/dL	13.3～17.7g/dL
平均红细胞体积（MCV）	81fL	80～99fL
白细胞	8.6×10^9/L	（3.9～10.6）×10^9/L
血小板	39×10^9/L	（150～440）×10^9/L
血清钠	138mmol/L	135～145mmol/L
血清钾	3.9mmol/L	3.5～5.0mmol/L
血清氯	99mmol/L	95～105mmol/L
尿素氮	5.8mmol/L	2.5～6.7mmol/L
肌酐	70μmol/L	70～120μmol/L
胆红素	67mmol/L	3～17mmol/L
碱性磷酸酶	344IU/L	30～300IU/L
丙氨酸氨基转移酶	64IU/L	5～35IU/L
γ-谷氨酰转肽酶	467IU/L	11～51IU/L

问 题

- 患者可能的诊断是什么？
- 如何处理？

回答 84

该患者最可能的诊断是食管胃底静脉曲张破裂出血，病因可能是慢性酒精性肝病。患者的体征和肝功化验结果均与慢性肝病相符合。肝病患者出现上消化道出血还可能有其他病因，如消化性溃疡、贲门黏膜撕裂综合征、门脉高压性胃病、胃窦毛细血管扩张。肝硬化患者常出现血小板减少，原因是促血小板生成素下降，脾功能亢进以及骨髓抑制。

从病史中很难准确评估失血量。呕血会引起患者恐慌，因此，失血量往往被高估。患者的血红素下降，有直立性低血压，服用了 β 受体阻滞剂所以心率不快。患者有慢性肝病的体征。此次为大出血，只有 50% 的静脉曲张出血患者会自发性出血停止，且 6 周内再出血的风险很大。

对该患者应经深静脉或中心静脉输血进行体液复苏。输注新鲜冰冻血浆（FFP）和血小板纠正凝血功能和血小板减少。静脉使用抗生素减少肝硬化患者并发感染的风险。

需行内镜检查明确出血部位。食管静脉曲张破裂出血应行套扎或硬化剂止血治疗。如无条件进行上述止血治疗，使用三腔两囊管气囊压迫可在短期内有效止血。血管升压素和奥曲肽可减少出血量。如果上述方法仍不能控制出血，可行门体静脉分流术或外科手术。

待患者病情稳定后应询问酒精摄入量，劝告戒酒。CAGE 问卷包含 4 个问题，常用做酗酒的筛选：

- 你是否曾想停止饮酒？
- 你是否曾被人因责怪饮酒而觉得困扰？
- 你是否曾因饮酒产生罪恶感？
- 你是否在早晨醒来一睁开眼睛就想饮酒？

要点

- 相对于其他消化道出血，急性静脉曲张出血很少能自发止血
- CAGE 问卷是非常实用的酗酒筛选方法
- 有问卷调查发现 25% 的急诊与酒精有关

病例 85：疲劳和易怒

病　史

患者女性，33 岁，因焦虑和抑郁情绪就诊于家庭医生。患者为家庭妇女，自感易疲劳，难以照顾两个分别为 6 岁和 4 岁的小孩，并自诉较平时易怒及焦虑。患病以来睡眠正常，食欲正常但体重有所减轻。患者的丈夫和朋友也发现了她性格的变化，表现为时常烦躁、注意力不集中，这一症状持续有 3 个月，同时伴有肠蠕动增加，月经期缩短、经量减少，极度乏力，多汗。既往体健。不吸烟，饮酒量 10 个酒精单位/周。

体格检查

脉搏：104/min，律齐；血压：130/70mmHg。患者焦躁不安，双手多汗且伸手时颤抖。近端肌群肌力减弱。无心血管、呼吸及神经系统异常。

辅助检查

- 患者的实验室检查结果如表 85.1 所示

表 85.1　患者的实验室检查结果

项目	结果	正常参考值
血红蛋白	13.3g/dL	11.7 ~ 15.7g/dL
白细胞	4.7×10^9/L	$(3.5 \sim 11.0) \times 10^9$/L
血小板	246×10^9/L	$(150 \sim 440) \times 10^9$/L
血清钠	142mmol/L	135 ~ 145mmol/L
血清钾	4.6mmol/L	3.5 ~ 5.0mmol/L
碳酸氢盐	22mmol/L	24 ~ 30mmol/L
尿素氮	5.2mmol/L	2.5 ~ 6.7mmol/L
肌酐	78μmol/L	70 ~ 120μmol/L
随机血糖	4.2mmol/L	4.0 ~ 6.0mmol/L

尿常规检查：尿蛋白（-）；尿潜血（-）

问　题

- 患者可能的诊断是什么？
- 如何处理？

回答 85

尽管焦虑可能引起这些症状和体征，但是该患者诊断为甲状腺功能亢进更适合。需要仔细进行颈部查体，该患者查体发现甲状腺肿块，边缘光滑，不伴杂音。血液学检查示促甲状腺激素（TSH）降低，游离甲状腺素（T$_4$）增高，明确诊断为毒性弥漫性甲状腺肿（Graves' 病）所致的甲状腺功能亢进。甲状腺功能亢进可表现为焦虑神经症，患者多躁动不安、易怒、注意力不集中；典型症状有食欲正常但体重减轻，怕热喜冷。典型的体征有甲状腺肿大，伴有血管杂音，静息时心动过速或表现为心房颤动，双手震颤和特殊眼征等可帮助鉴别诊断。单纯性眼征包括：睑挛缩（上眼睑不能回缩，露出白色巩膜）、睑迟落、眼球突出、眼睑水肿、结膜充血、眼肌麻痹。甲状腺功能亢进的非典型表现包括年轻患者的心房颤动，不明原因的体重减轻，近端肌病或毒性精神神经异常。该患者的乏力提示近端肌病的可能。血液学检查低 TSH 水平表明本病例为原发性甲状腺疾病，而并不是继发性脑垂体前叶合成 TSH 增多所致。

！ 甲状腺功能亢进的常见原因

- 弥漫性毒性甲状腺肿（Graves' 病）
- 毒性结节性甲状腺肿
- 多结节性甲状腺肿（Plummer 病）
- 单发的毒性腺瘤
- 甲状腺素替代治疗过量

Graves' 病患者需进一步检查促甲状腺免疫球蛋白，治疗甲状腺功能亢进的抗甲状腺药物有卡比马唑和丙硫氧嘧啶，持续服药 12 ~ 18 周，但停止服药后有 50% 的复发率。若出现复发情况，可选择行放射碘治疗及手术治疗。抗甲状腺药物的作用尚未显效时，可加用 β 受体阻滞剂迅速改善交感神经亢进的症状（心动过速、心房颤动）。放射碘治疗是一种有效的方法，但并发甲状腺功能减退的发生率较高。手术治疗适用于内科治疗无效或甲状腺明显肿大压迫周围组织时。严重眼球突出症患者存在角膜受损的风险，需要请眼科医生会诊，指导治疗，可能需要使用大剂量的类固醇激素，或行睑缘缝合术或眼眶减压术。

要点

- 甲状腺毒症与焦虑状态往往难以区分。在老年患者，诸如心悸、呼吸困难、水肿等症状可能占主导地位
- 引起甲状腺功能亢进的最常见原因有弥漫性毒性甲状腺肿和结节性毒性甲状腺肿

病例86：双腿无力

病　史

患者男性，48岁，因双腿无力急诊就诊。患者4周前曾患胃肠炎，持续了4~5d。4d前自觉双脚不适，而3d前出现了步行困难，病情进行性加重，目前出现站立困难；1d前双脚开始疼痛。无其他病史。大小便正常。无吸烟、饮酒史。在当地一家超市工作。

体格检查

脉搏：102/min；血压：152/94mmHg。一般情况良好，但精神焦虑。颈静脉压未升高，心、肺、腹部查体均未见异常。神经系统检查示膝盖以下肌力为2/5（MRC分级），髋关节屈曲和伸展的肌力为3级和5级；下肢肌张力减退；膝、踝反射缺失，加强刺激也未能引出反射；膝以下针刺觉障碍，踝关节位置觉和振动觉减弱。上肢神经系统查体无异常。

辅助检查

- 初步的血液学和生化检查结果正常。进行腰椎穿刺，结果如表86.1所示

表86.1　患者的腰椎穿刺结果

项目	结果	正常参考值
脑脊液（CSF）：清晰		
压力	170mm CSF	<200mm CSF
脑脊液蛋白	3.4g/L	<0.4g/L
脑脊液葡萄糖	4mmol/L	>70% plasma glucose
白细胞	5/mL	<5/mL
血浆葡萄糖	4.5mmol/L	4.0~6.0mmol/L
革兰氏染色：无有机物		

问　题

- 患者的诊断是什么？
- 主要鉴别诊断有哪些？
- 如何处理？

回答86

在病史与体格检查中，患者最显著的特点是肌力缺失；肌张力减弱和反射缺失表明是低位运动神经元病变；感知觉障碍不太严重，感觉水平约在L/3，这些是吉兰－巴雷综合征（急性特发性炎症性多神经病）的典型临床表现。该病是一种多发性神经病变，发作时间通常在2~3周内，但有时进展更为迅速；最常继发于空肠弯曲杆菌肠胃炎或病毒感染，且经常伴有发热，主要导致运动神经病变，病变分布可以为近端、远端或者广泛分布；经常出现远端感觉异常与感觉丧失；病程早期出现反射消失；可能出现脑和延髓神经麻痹，累及呼吸肌，引起呼吸衰竭。根据患者的临床表现可以初步诊断，确诊可通过脑脊液检查和神经传导检测。脑脊液检查通常显示蛋白升高，而细胞计数正常，淋巴细胞可能稍有增多。这种疾病可能来源于细胞介导的迟发型超敏反应，导致单核细胞将髓磷脂从轴突上剥离。

> **！ 运动神经病变的鉴别诊断**
>
> - 吉兰－巴雷综合征
> - 铅中毒
> - 白喉
> - 进行性神经性肌萎缩（遗传性运动和感觉神经病）
> - 脊髓灰质炎

> **！ 急性发作的神经病变可能提示**
>
> - 吉兰－巴雷综合征
> - 卟啉症
> - 恶性肿瘤
> - 一些中毒性神经病
> - 白喉
> - 肉毒杆菌中毒

应将该患者转诊于神经内科专家进行进一步的检查和治疗。患者表现为肌无力和感觉异常，需要明确有无脊髓压迫或多发性硬化症的症状或体征，这些疾病往往会表现出肌张力增高、反射亢进和更加明显的感觉异常。应严密监测患者的呼吸功能，必要时用临时的无创呼吸机辅助呼吸或气管插管。支持治疗是治疗中的关键，可给予血浆置换或静脉注射免疫球蛋白，有助于患者快速恢复。大多数患者可以在数周内康复。

> **🔑 要点**
>
> - 吉兰－巴雷综合征主要表现为运动神经病变，尽管通常会出现感觉性症状
> - 通常在发病3周前有感染性疾病史，病原菌多为空肠弯曲菌

病例 87：反复跌倒

病　史

患者 85 岁，男性，因跌倒伴面部轻度撕裂伤入院。患者诉近 3 个月大概跌倒了 8 次，大多发生在早晨，偶尔会发生于下午；跌倒当时伴有头晕，但无意识丧失，也无胸痛和心悸。他记不清当时是绊倒还是其他机械因素促发，跌倒后几分钟内即恢复正常，有两三次因跌倒损伤了膝盖，有一次伤及头部。老人平时独居，无人目击跌倒过程。

吸烟 5 支/天，不饮酒。偶尔咳嗽，咳白痰，不记得跌倒当时是否有咳嗽。4 年前被诊断为高血压，服用利尿剂苄氟噻嗪和多沙唑嗪治疗。曾测量过三四次血压控制良好。6 个月前被发现空腹血糖升高，医生建议糖尿病饮食。无相关家族史。职业为邮递员，直到 70 岁退休。

体格检查

脉搏：90/min，律不齐；血压：134/84mmHg。一般状况良好。心音正常，呼吸和消化系统查体无异常发现。眼底无明显高血压性改变。神经系统检查：足趾轻度触觉丧失，无其他异常。

辅助检查

- 患者的实验室检查结果如表 87.1 所示
- 心电图检查结果如图 87.1 所示

表 87.1　患者的实验室检查结果

项目	结果	正常参考值
血红蛋白	13.8g/dL	13.7~17.7g/dL
平均红细胞体积（MCV）	86fL	80~99fL
白细胞	6.9×10^9/L	（3.9~10.6）$\times 10^9$/L
血小板	138mmol/L	（150~440）$\times 10^9$/L
血清钠	138mmol/L	135~145mmol/L
血清钾	4.2mmol/L	3.5~5.0mmol/L
尿酸	4.6mmol/L	2.5~6.7mmol/L
肌酐	69μmol/L	70~120μmol/L
血糖（空腹）	6.5mmol/L	4.0~6.0mmol/L

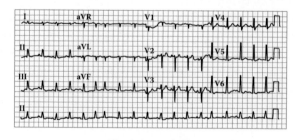

图 87.1　心电图

问　题

- 患者最可能的诊断是什么？

回答 87

老年人跌倒的原因有很多，病史中若能获得更多与跌倒事件相关的信息将更有助于诊断。对本例患者追问病史，发现跌倒更易发生于早晨起床时，以及午后小睡从椅子上站起时，这些情况提示诊断可能为直立性低血压，可通过测量站立位和卧位血压证实。直立性低血压的诊断标准是站立 3min 后血压下降 15mmHg，表明血压有明显的体位性下降，即从 134/84mmHg 下降到 104/68mmHg。该患者的发病原因很可能是降压治疗，可导致血管舒张的 α 受体阻滞剂和利尿剂都可能引起直立性低血压。直立性低血压的另一个可能的原因是糖尿病，因其常与自主神经病变有关。对该病例糖尿病病史长短未知，查体仅有非常轻微的周围感觉神经病变，糖尿病自主神经病变通常与严重周围感觉神经病变相关，伴或不伴运动神经病变。

患者的心电图提示窦房结病变或者病态窦房结综合征。临床上很容易误认为心房颤动，因为心律不规整或心搏周期不定。尽管心电图显示 P 波的形态和时限有所变化，但每个 P 波后均有 QRS 波，这可能与心动过缓或过速相关，这种变化可能引起跌倒，可进一步行 24h 动态心电图监测。

咳嗽可通过"咳嗽晕厥"而引起跌倒。咳嗽时胸内正压限制静脉回心血流量。这种情况下，咳嗽通常比较明显，患者常能清楚地说明跌倒时的情况。晕厥也有可能与排尿有关。存在基底动脉疾病时颈部运动，视力差和平衡感差是老年人跌倒的其他常见原因。神经系统方面的原因如短暂性脑缺血发作和癫痫，但这些疾病一般有前驱症状，意识恢复快但无神经系统体征。

老年人跌倒时必须要考虑的一个原因是硬脑膜下血肿，虽然症状可能会发生变化，但应考虑到这种情况，并行头颅 CT 排除。

停用多沙唑嗪，如有必要可给予另一种降压药物，可以是 β 受体阻滞剂、长效钙离子通道拮抗剂或血管紧张素转换酶抑制剂（angiotensin coverting enzyme，ACE），这些药物都可能会引起体位性血压下降。在停用多沙唑嗪之后该患者所有的症状均消失了；血压升至卧位 144/86mmHg，站立位 142/84mmHg，提示无明显直立性低血压发作，且血压控制合理。

🔑 要点

- 老年人跌倒是一种需要临床诊断的症状
- 直立性低血压是利尿剂、血管舒张剂或其他降压药物的常见不良反应，如怀疑可测量卧位和站立位血压
- 糖尿病自主神经病变与严重周围感觉神经病变相关

病例 88：乏力

病 史

患者女性，63 岁，2 年来进行性乏力加重，伴食欲减退，体重变化不详。8 年前患者被诊断为甲状腺功能减退症，服用甲状腺素片替代治疗，近几年未查甲功情况。近 2 ~ 3 个月自觉皮肤瘙痒，但未发现皮疹。有口干、眼睛干涩症状。大小便无异常。不吸烟，有饮酒史，每周末饮 2 杯雪莉酒。偶尔服用对乙酰氨基酚治疗头痛，除规律服用甲状腺素片及一些维生素片，未服用其他药物。绝经 14 年。有甲状腺疾病和糖尿病家族史。

体格检查

脉搏：74/min；血压：128/76mmHg。患者的巩膜轻度黄染，眼周围有睑黄瘤，上肢及背部有一些挠痕。心律齐。心血管系统和呼吸系统查体未见明显异常。腹部查体：未触及肝脏；脾大，左肋缘下 2cm 可触及，质稍硬。

辅助检查

- 患者的实验室检查结果如表 88.1 所示

表 88.1 患者的实验室检查结果

项目	结果	正常参考值
血清钠	142mmol/L	135 ~ 145mmol/L
血清钾	4.2mmol/L	3.5 ~ 5.0mmol/L
尿素氮	5.6mmol/L	2.5 ~ 6.7mmol/L
肌酐	84μmol/L	70 ~ 120μmol/L
血清钙	2.24mmol/L	2.12 ~ 2.65mmol/L
磷酸盐	1.09mmol/L	0.8 ~ 1.45mmol/L
总胆红素	84mmol/L	3 ~ 17mmol/L
碱性磷酸酶	494IU/L	30 ~ 300IU/L
丙氨酸氨基转移酶	63IU/L	5 ~ 35IU/L
γ - 谷氨酰转肽酶	568IU/L	11 ~ 51IU/L
促甲状腺激素	1.2mU/L	0.3 ~ 0.6mU/L
胆固醇	7.8mmol/L	<5.5mmol/L
空腹血糖	4.7mmol/L	4.0 ~ 6.0mmol/L

抗核抗体测定：（ + ）

血清抗线粒体抗体测定：（ + + + ）

甲状腺抗体测定：（ + + ）

问 题

- 如何分析上述检查结果？
- 患者最可能的诊断是什么？如何确诊？

回答 88

患者的肝功碱性磷酸酶和 γ - 谷氨酰转肽酶升高，细胞酶仅轻度升高，提示胆道阻塞。乏力、皮肤瘙痒的症状和上述化验结果均符合原发性胆汁性肝硬化的特征。原发性胆汁性肝硬化是一种少见病，好发于中年女性，表现为汇管区小胆管周围炎，乏力是降低患者生活质量的主要原因。胆盐升高导致皮肤瘙痒，干扰胆盐重吸收的药物如考来烯胺可减轻瘙痒。原发性胆汁性肝硬化常常合并高胆固醇血症、睑黄瘤和黄色瘤；25% ~ 50% 的初诊患者发现皮肤色素沉着；眼干、口干可能与干燥综合征相关；95% 的原发性胆汁性肝硬化患者的抗线粒体抗体阳性。

甲状腺功能减退可以解释患者的部分症状，但 TSH 正常说明 150μg 的甲状腺素片替代治疗是有效的。甲状腺抗体升高提示自身免疫性甲状腺疾病，常合并其他自身免疫性疾病，如原发性胆汁性肝硬化。

对患者行肝组织活检可确诊，但只有在超声证实没有较大胆管阻塞的情况下，才能进行此项检查。虽然此病例是典型的原发性胆汁性肝硬化的临床变现，但仍需行超声检查排除其他引起梗阻性黄疸的疾病。目前无确切的治疗手段可延缓病情进展。

要点

- 如患者出现不明原因的皮肤瘙痒、乏力、黄疸、体重减轻，需考虑原发性胆汁性肝硬化的诊断
- 瘙痒可由多种疾病引起，应尽可能地对因治疗，比对症处理效果更好

病例 89：意识丧失

病　史

　　患者男性，40 周岁，因昏迷不醒被急诊送入院。患者被晚上下班回家的妻子发现在家昏迷不醒。患胰岛素依赖型糖尿病 24 年，且控制不佳，曾反复发作低血糖症状，为此在急诊部治疗过两次。近几周来出现右脚疼痛，被家庭医生诊断为蜂窝组织炎，已服用两个疗程的口服抗生素，而这引起他身体不适，曾向妻子反映过疲倦、厌食和口渴等症状。2 年前患心肌梗死，并因增生性糖尿病视网膜病变接受过双侧激光治疗。曾是一名建筑工人，目前失业在家。吸烟 25 支/周，饮酒量约为 30 个酒精单位/周。目前的治疗是胰岛素皮下注射，每天 2 次，不定期监测血糖。

体格检查

　　呼吸 30/min；脉搏：116/min；平卧位血压为 98/72mmHg，坐立位血压为 74/50mmHg；患者呈脱水状态，皮肤弹力减弱，毛细血管回流较差。呼吸短促，呼吸系统和腹部检查结果正常。右脚的第三个脚趾有溃疡，脚红肿，皮温较高。呈浅昏迷状态，无局灶性神经症状。眼底检查可见激光治疗后的瘢痕。

辅助检查

　　● 患者的实验室检查结果如表 89.1 和 89.2 所示

表 89.1　患者的实验室检查结果

项目	结果	正常参考值
血红蛋白	15.2g/dL	11.7 ~ 15.7g/dL
白细胞	$16.3 \times 10^9/L$	$(3.5 \sim 11.0) \times 10^9/L$
血小板	$344 \times 10^9/L$	$(150 \sim 440) \times 10^9/L$
血清钠	143mmol/L	135 ~ 145mmol/L
血清钾	5.5mmol/L	3.5 ~ 5.0mmol/L
氯化物	105mmol/L	95 ~ 105mmol/L
尿素氮	11.3mmol/L	2.5 ~ 6.7mmol/L
肌酐	114μmol/L	70 ~ 120μmol/L
碳酸氢钠	12nmol/L	24 ~ 30mmol/L

尿常规检查：尿蛋白（＋＋）；尿葡萄糖（＋＋＋＋）

表 89.2

血气分析		
pH	7.27	7.38 ~ 7.44
$PaCO_2$	3.0kPa	4.7 ~ 6.0kPa
PaO_2	13.4kPa	12.0 ~ 14.5kPa

问　题

　　● 患者昏迷的原因是什么？

　　● 如何处理？

回答 89

该患者有脱水的迹象，尿素含量高，肌酐含量正常，正好与脱水症状相符合。病史未给出血糖水平，但是很有可能是高血糖酮症酸中毒导致的昏迷。查体时的重要的临床特征是皮肤显示出的脱水迹象，明显的直立性低血压，代谢性酸中毒导致的过度换气，以及足部感染这一诱因。感染性足部溃疡诱导下血糖水平持续偏高，导致重型糖尿病，引起渗透性利尿。进一步导致了低血容量症，肾血流量减少，最终导致肾前性尿毒症。细胞外的高渗性引起了严重的细胞脱水，脑细胞脱水是患者昏迷的原因。胰岛素活性降低，细胞内的葡萄糖缺乏共同刺激脂肪分解，导致产生酮酸。酮酸（乙酰乙酸和 3 - 羟基丁酸酯）的积累引起高水平的阴离子间隙代谢性酸中毒。阴离子间隙的计算公式为：

$$[Na^+] + [K^+] - ([Cl^-] + [HCO_3^-])$$

阴离子间隙正常参考值为 10 ~ 18mmol/L，该患者的阴离子间隙值为 31.5mmol/L。酮会导致糖尿病酮症酸中毒患者的呼吸中带有病态的甜味（大约有 20% 的人闻不到酮的气味）。代谢性酸中毒刺激呼吸中枢，导致呼吸频率和深度增加（库斯莫尔呼吸），且动脉血二氧化碳分压降低，作为酸中毒的呼吸代偿。在老年糖尿病患者中，常有证据显示存在感染（如支气管肺炎，足部溃疡感染），同时引起这些代谢异常。

糖尿病患者昏迷的鉴别诊断包括非酮症高血糖昏迷，特别是老年糖尿病患者多见；乳酸性酸中毒，多见于使用二甲双胍的患者；严重低血糖；非代谢性疾病，如脑血管病和药物过量。水杨酸中毒能引起高血糖、过度换气和昏迷，但通常是占主导地位的呼吸性碱中毒和轻度代谢性酸中毒。

治疗的目的是补充大量体液和纠正电解质的流失，治疗高血糖和代谢性酸中毒。对该患者应立即启动补液程序，静脉注射生理盐水并补充钾。对患有心脏病或肾病的患者，需要监测中心静脉压（central venous pressure，CVP）来控制液体平衡。必须定期监测血清钾，因为葡萄糖进入细胞后，血清钾下降可能会非常迅速。静脉注射胰岛素，并根据血糖水平进行调整。用鼻饲管防止患者误吸胃内容物，需留置导尿以计量尿量。针对该患者的足部溃疡，应给予抗生素和局部伤口护理。从长远来看，关键是对患者及其妻子进行糖尿病教育，使他们能够定期获得糖尿病服务。患者的吸烟和饮酒问题也需要得到控制，同时失业也是一个需要考虑的社会问题。

要点

- 脱水、呼吸急促和酮症是糖尿病酮症酸中毒的主要临床症状
- 约 20% 的患者（也有可能包括医生）闻不到酮类物质的气味

病例 90：咳嗽和气短

病 史

患者男性，69 岁，因咳嗽咳痰 20 年，气短 3 年入院。患者每天早晨咳少量白色或黄色痰。近期体重增加，目前的体重为 100kg。近期出现踝部水肿，运动耐力下降，不能完成从 180m 外的超市购物后回家。家庭医生给予患者沙丁胺醇治疗，症状无改善。丧偶，吸烟史 40 年，20 支/天，9 个月前孙子出生后戒烟。65 岁前从事仓库管理员工作，且因不能继续工作而情绪低落。患者因气短不能照看孙子。无其他相关医疗史及家族史。独居，家中养有一只猫和一只相思鹦鹉。

体格检查

体型超重。中心性和周围性发绀，踝部凹陷性水肿。颈静脉压升高 3cm。呼吸动度弱，肺底可闻及吸气早期湿啰音。

辅助检查

- 患者的肺功能检查结果如表 90.1 所示
- 患者的胸部 X 线检查如图 90.1 所示

表 90.1　肺功能检查结果

项目	结果	正常参考值
FEV_1（L）	0.55	2.8 ~ 3.6
FVC（L）	1.35	3.8 ~ 4.6
FER（FEV_1/FVC;%）	41	72 ~ 80
PEF（L/min）	90	310 ~ 440

FEV_1：第 1 秒用力呼气流量；FVC：用力肺活量；FER：用力呼气率；PEF：最大呼气流量

问 题

- 患者可能的诊断是什么？
- 如何处理？

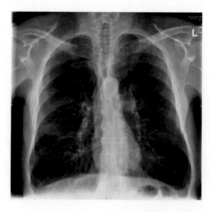

图 90.1　胸部 X 线

回答90

该患者最可能的诊断是慢性阻塞性肺疾病（chronic obstructive pulmonary disease，COPD）。临床体征和胸部 X 线检查表明过度充气，吸气早期啰音是 COPD 的典型表现。

对该患者应使用支气管扩张剂治疗，观察 β_2 受体激动剂和抗胆碱能药物的疗效。疗效判定取决于患者的症状和运动耐量，而不是肺功能。茶碱作为三线治疗药物有时被使用，但副作用较多。

考虑到患者病情的严重程度，吸入激素和长效支气管扩张剂（沙美特罗、氟替卡松或噻托溴铵）是合适的治疗方案，但需要注意吸入方法。

患者发绀，有右心衰竭（肺源性心脏病）的体征。应查血气分析以判断是否需要长疗程家庭氧疗（已知当 PaO_2 持续保持在 $<7.2kPa$ 时可改善生存）。虽然对该患者来说，因存在低氧血症，氧合的改善非常重要，但中等程度的利尿有助于改善水肿。推荐每年接种流感疫苗，以及链球菌疫苗。家中备用抗生素以应对感染加重。

该患者因肥胖和缺乏运动导致运动耐量下降，应开始减重和调整饮食。如果患者有坚持锻炼的意愿，可进行肺康复训练，被证实可增加运动耐量约 20%，并改善患者的生活质量。在年轻患者可考虑肺减容或肺移植等治疗措施。运动耐量差和社会隔离常与抑郁相关，因此，应关注这些问题。

通常认为 COPD 是一种治疗方法有限的疾病，但是，针对不同患者的需求严格制订治疗方案可以缓解患者的症状。

要点

• 对 COPD 患者而言，β_2 受体激动剂和抗胆碱能药物具有相似的疗效，可能对抗胆碱能药物有更好的反应，也许联合用药的效果更佳。相反，对哮喘而言，β_2 受体激动剂可以产生更好的效果

• 评估家庭氧疗的指征时，应在稳定给予最佳氧气吸入治疗时进行

• 运动和饮食是 COPD 管理中的重要组成部分

• 抑郁在 COPD 等慢性疾病患者中比较常见的

病例91：双脚麻木

病　史

患者男性，66岁，因双脚麻木就诊。近几个月来患者感觉双脚仿佛穿了双厚袜子，夜间胃部有烧灼感。最近他在后花园中赤足散步时割伤脚部但没有任何疼痛感。患者较之前更易口渴，常喝软饮料缓解口渴症状。2年前曾行腹股沟疝修补术，并在麻醉医生的建议下戒烟。曾每天吸20支烟，每周末饮4品脱啤酒。患者的父亲于58岁时死于心肌梗死。

体格检查

血压：136/84mmHg。呼吸、心血管、消化系统查体正常。右足背部有一长约3cm的伤口，边缘整齐。胫骨后动脉及足背动脉搏动可触及。毛细血管回流时间为2s。神经系统查体提示踝部轻触觉、振动觉及针刺觉丧失；双足、双腿及双手的力量正常；双侧踝反射消失；巴宾斯基征阴性；双手针刺觉部分丧失；余神经查体正常。

辅助检查

- 患者的实验室检查结果如表91.1所示

表91.1　患者的实验室检查结果

项目	结果	正常参考值
血红蛋白	14.3g/dL	13.7~17.7g/dL
白细胞	7.4×10^9/L	（3.9~10.6）$\times 10^9$/L
中性粒细胞	4.6×10^9/L	（1.8~7.7）$\times 10^9$/L
淋巴细胞	2.5×10^9/L	（0.6~4.8）$\times 10^9$/L
血小板	372×10^9/L	（150~440）$\times 10^9$/L
血清钠	140mmol/L	135~145mmol/L
血清钾	4.0mmol/L	3.5~5.0mmol/L
尿酸	5.1mmol/L	2.5~6.7mmol/L
肌酐	89μmol/L	70~120μmol/L
血糖	12.4mmol/L	4.0~6.0mmol/L
糖化血红蛋白（HbA_{1c}）	9.1%	<7%

问　题

- 患者最可能的诊断是什么？

回答91

袜套样分布的感觉缺失伴运动力量正常提示周围感觉神经病变。周围神经病变的病因见表91.2。糖化血红蛋白升高提示糖尿病和长期高血糖。

表91.2　周围神经病变的病因

- 糖尿病
- 肿瘤
- 严重疾病
- 药物（包括胺碘酮、顺铂、异烟肼、甲硝唑、呋喃妥因、长春新碱）
- 毒物（酒精、砷、铅、铊）
- 遗传（夏科-马里-图思病，即腓骨肌萎缩症；Fabry病，即弥漫性体血管角质瘤；Friedrich共济失调症）
- 维生素缺乏（维生素B_1=硫胺素，维生素B_3=烟酸，维生素B_6=吡哆醇，维生素B_{12}=氰钴胺）
- 尿毒症
- 慢性肝病
- HIV感染
- 淋巴瘤
- 多发性骨髓瘤
- 良性单克隆丙种球蛋白病
- 原发性全身性淀粉样变性

周围神经病变可能是2型糖尿病的首发表现。起初感觉缺失较敏锐，通常伴随踝反射和双足振动觉缺失，亚临床神经病变可通过单丝检测法确诊。随着神经病变的进展，针刺觉消失，双手可能累及，后续阶段可能出现足畸形。由于痛觉丧失，关节反复发生损伤，沙尔科关节（神经性关节）由此产生。糖尿病神经病变可能导致无法识别的皮肤病变，较难治愈。糖尿病神经病变和周围血管疾病常常并存，导致肢体坏疽。

该患者的进一步检查应包括检测维生素B_{12}和叶酸水平、甲状腺功能、红细胞沉降率、蛋白电泳、抗中性粒细胞胞浆抗体（ANCA）和抗核抗体（ANA）。如果怀疑遗传性神经病或铅中毒，那么也应考虑基因或血铅水平检测。酒精滥用可从病史中明确获得，但依据红细胞酮酶水平减少可确诊维生素B_1（硫胺素）缺乏。糖尿病神经病变无须进行神经传导检测，但有助于排除压迫性神经病变如腕管综合征。并存的周围血管疾病在糖尿病患者中较常见，如不能触及下肢动脉搏动应测量踝臂血压比，如测量值<0.97则提示动脉疾病。一种糖尿病并发症的进展提示应寻找其他并发症，如糖尿病视网膜病变、肾脏病变、冠状动脉及颈动脉病变。

2型糖尿病的治疗包括调整饮食，口服降糖药物和胰岛素。应将糖化血红蛋白水平控制在小于7.5%。控制血糖能延缓糖尿病神经病变的进展。预防糖尿病足部溃疡很重要，应穿舒适的鞋子，避免赤脚，规律的脚病治疗和积极治疗指

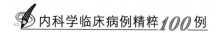

（趾）甲感染。对痛性糖尿病神经病变应用阿米替林、加巴喷丁或复方辣椒碱乳膏可能有效。如果足部溃疡进展，可应用抗生素和专用敷料。全接触型石膏缓解足部压力对神经性溃疡尤其有帮助。深部溃疡患者常发生骨髓炎，可采用 MRI 辅助诊断。对 2 型糖尿病患者进行定期随访，足部疾病的预防应包括双足的神经和血管检查以及单丝检测周围神经病变。

要点

- 周围神经病变可能是 2 型糖尿病的首发表现
- 糖尿病足容易受损伤的原因包括感觉缺失、动脉供血不足和高血糖

病例92：疲劳

病　史

患者男性，79 岁，因疲劳乏力 1 年并进行性加重就诊于家庭医生。患者的女儿代诉患者近来越来越疲劳，并对生活失去兴趣，且最近 5 ~ 6 周感全身不适，体重减轻了好几公斤，但并未规律称重。自诉 1 年来活动耐量降低、乏力，有时一旦尝试着多做些事情，胸部就有一种紧缩感。无其他明显医疗史。吸烟 20 支/天，每周末饮 1 ~ 2 杯吉尼斯黑啤酒。未服用任何药物，偶尔口服对乙酰氨基酚。系统回顾中，上个月开始出现食欲缺乏，睡眠可因偶然的夜尿中断，在过去的 2 ~ 3 周中，睡眠时有盗汗。无相关家族病史。他是一名退休的店主，以前经常遛狗保持健康。

体格检查

脉搏：70/min；血压：110/66mmHg。无杵状指，但右手手指及指甲有烟焦油着色；颈静脉无充盈；心尖搏动距离锁骨中线 2cm。心脏听诊可闻及 3/6 级收缩期喷射样杂音，向颈动脉放射，胸骨左缘可闻及柔和的舒张早期杂音。腹部和神经系统查体未见异常。尿色清亮，但尿常规测试提示尿潜血阳性，尿沉渣镜检发现红细胞。胸部 X 线片显示心脏轻度增大。

辅助检查

- 患者的实验室检查结果如表 92.1 所示
- 患者的心电图检查结果如图 92.1 所示

表 92.1　患者的实验室检查结果

项目	结果	正常参考值
血红蛋白	10.7g/dL	13.7 ~ 17.7g/dL
平均红细胞体积（MCV）	88fL	80 ~ 99fL
白细胞	12.2×10^9/L	$(3.9 ~ 10.6) \times 10^9$/L
中性粒细胞	10.5×10^9/L	$(1.8 ~ 7.7) \times 10^9$/L
淋巴细胞	1.5×10^9/L	$(0.6 ~ 4.8) \times 10^9$/L
血小板	287×10^9/L	$(150 ~ 440) \times 10^9$/L
红细胞沉降率（ESR）	68mm/h	<20mm/h

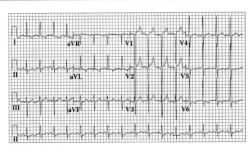

图 92.1　心电图

问　题

- 患者最可能的诊断是什么？
- 需要做哪些进一步检查？

回答92

该男性患者79岁，有主动脉狭窄和返流的临床特征；心脏杂音由混合性主动脉瓣膜病变引起，心电图提示左心室肥大（RV5 + SV1 > 35mm 或者 RV6 + SV2 > 35mm），表明主动脉狭窄处有明显的压力负荷；混合性主动脉瓣膜病变，镜下血尿，全身乏力和发热（很可能与夜间盗汗病史相关）等症状的出现使诊断更趋向于感染性心内膜炎，这与血象显示的正细胞性贫血、中性粒细胞计数升高和红细胞沉降率增高相符合。老年人的感染性心内膜炎较隐匿，有心脏杂音、发热及其他心脏症状和体征的患者都应考虑该诊断。其他不常见的典型表现有脾大、点状出血、杵状指、Osler 结节、Janeway 损害和 Roth 斑。口腔科治疗等事件或其他来源的菌血症在病史中可能不是很明确。

很难把所有的临床特点归入其他单一的诊断。临床体征符合主动脉瓣膜病变，只要瓣膜疾病合并发热或其他感染证据，就应考虑感染性心内膜炎，尽管实际上其他不相关感染更常见。也有可能是其他感染如结核或者脓肿，或者可能存在潜在淋巴瘤或其他恶性肿瘤。

对该患者需要做的最重要的检查包括：

• 应用抗生素之前行血培养，本病例3次血培养均有草绿色链球菌生长。

• 超声心动图可见增厚的二叶主动脉瓣，二叶主动脉瓣是一种常见的先天性发育异常，易在中年和老年人中形成明显的瓣膜功能障碍；如（瓣膜缘）疣状赘生物比较明显则经胸查超声心动图即可探及，经食管超声心动图能更敏感地探查瓣膜缘的疣状赘生物，但对患者及医生的要求更高。

静脉注射苄基青霉素和庆大霉素治疗2周，并序贯口服阿莫西林可缓解发热症状，而不会造成血流动力学恶化或混合性主动脉瓣膜病变杂音变化。可咨询微生物学专家选择合适的抗生素及疗程。

心内膜炎治疗之后，需要评估患者的疼痛和疲劳症状以判断是否有行瓣膜手术的指征，在此之前应常规行冠状动脉造影检查判断这个阶段的患者是否需要行冠状动脉手术。

要点

• 主动脉瓣膜病变患者出现疲劳症状常提示需要行瓣膜手术

• 感染性心内膜炎患者同时出现多种体征者不常见；老年患者可能仅表现为非特异性的全身乏力

病例93：健康男性？

病　史

患者男性，50岁，因申请人寿保险入院体检。患者没有任何症状。吸烟15支/天，饮酒量10个酒精单位/周。父亲于56岁死于心肌梗死。

体格检查

血压：164/98mmHg。体重84kg，身高1.6m（5英尺，8英寸）。其他方面查体正常。

辅助检查

- 患者的实验室检查结果如表93.1所示
- 患者的心电图检查结果如图93.1所示

表 93.1　患者的实验室检查结果

项目	结果	正常参考值
血红蛋白	15.2g/dL	13.3～17.7g/dL
白细胞	10.0×10^9/L	（3.9～10.6）$\times 10^9$/L
血小板	287×10^9/L	（150～440）$\times 10^9$/L
血清钠	139mmol/L	（135～145）mmol/L
血清钾	3.9mmol/L	3.5～5.0mmol/L
尿酸	4.3mmol/L	2.5～6.7mmol/L
肌酐	88μmol/L	70～120μmol/L
胆固醇	5.0mmol/L	＜5.5mmol/L
三酰甘油	1.30mmol/L	0.55～1.90mmol/L
极低密度脂蛋白（VLDL）	0.44mmol/L	0.12～0.65mmol/L
低密度脂蛋白（LDL）	3.1mmol/L	1.6～4.4mmol/L
高密度脂蛋白（HDL）	1.9mmol/L	0.9～1.9mmol/L

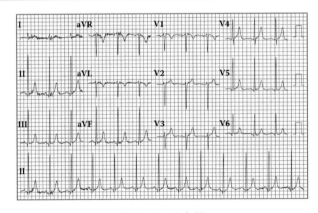

图 93.1　心电图

问　题

- 对该患者最合适的治疗方案是什么？

回答 93

患者的心电图提示左心室肥大（Rv5 + Sv1 > 35mm）。尽管仅给出一组血压测值，但左心室肥大提示存在持续性高血压而不是"白大衣效应"。在开始治疗之前需重复测量血压或行 24h 血压监测。高血压的诊断基于动态血压监测：24h 血压均值 > 130/85mmHg，日间血压均值 > 140/90mmHg，夜间血压均值 > 125/75mmHg。

血管疾病风险与其他危险因素相关。患者的体质指数（BMI）为 28，提示超重；他吸烟并有阳性心血管疾病家族史；诸如 Sheffield 之类的表格可用于获取心血管疾病风险计算值。

另一个问题是患者是否有寻找高血压病因的指征。大约有 85% 的病例是原发性的，多数继发病例与肾脏疾病相关，该患者的肾功能正常。许多内分泌方面的原因（如库欣综合征，原发性醛固酮增多症）与低钾血症相关。如果血压难以控制，应考虑继发性病因如肾动脉狭窄，可行肾动脉超声或者可使用肾动脉显影技术如磁共振或数字减影造影术。阻塞性睡眠呼吸暂停也能引起难治性高血压。

该患者如果存在心血管疾病的证据，则其胆固醇水平可给予药物治疗。依据目前的指南，高血压本身应该控制，小于 55 岁的患者推荐治疗初期应用血管紧张素转换酶抑制剂。

要点

- 单次血压升高需要在几周内重复测量
- 评估心血管危险因素和计划治疗时应考虑所有相关危险因素
- 大部分高血压病例无明确病因

病例94：腹痛

病 史

患者女性，70岁，因急性腹痛24h入院。24h前患者突然出现持续性中上腹部疼痛，呕吐1次，呕吐物为食物残渣。既往反复发作性心绞痛病史5年，使用硝酸甘油喷雾剂可缓解，近3个月来病情平稳。1年前发现心房颤动，心率120/min，一直服用地高辛治疗。高血压病史3年，服用小剂量利尿剂控制血压。30年前因月经量过多行子宫切除术。有小剂量阿司匹林服药史。无吸烟和饮酒史。工作为清洁工，8年前退休。

体格检查

心率：92/min，心房颤动；血压：114/76mmHg。呼吸系统查体无明显异常。中腹部轻度肌紧张，无明显包块，偶可闻及肠鸣音。2h后血压降至84/60mmHg。收治ICU并给予基本检查。腹部平片示无膈下游离气体，未见扩张的肠管及气液平面。留观期间尿量减少。再次检查肠鸣音消失，手脚温暖，心排血量正常。

辅助检查

- 患者的生命体征监测结果如图94.1所示

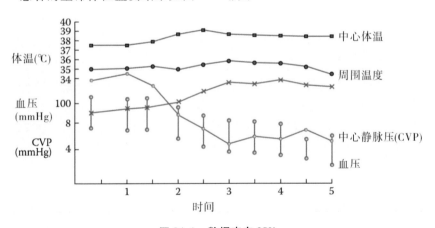

图 94.1 **数据来自 ICU**

问 题

- 患者腹痛最可能的原因是什么？
- 根据监护图所示患者的病情将如何发展？

回答 94

缺血性肠病可以解释该患者的腹痛。心脏血栓脱落阻塞肠道血管，肠道黏膜局部缺血引起腹痛，腹痛较重但体征较轻。心房颤动增加了栓塞事件的发生概率。服用阿司匹林可以减轻栓塞事件的风险，但无法杜绝栓塞的发生。如心房颤动继发于高血压和心绞痛，在无禁忌情况下，给予抗凝治疗可减少因心脏栓子脱落导致的脑血管意外。但如果仅有孤立性心房颤动，无基础心脏疾病，则发生栓塞风险会降低，此外预防性抗凝治疗的获益也会降低。还有其他可能的诊断，如脏器穿孔或胰腺炎。本病例的信息尚不能明确腹痛原因。

图 94.1 中列出了患者入 ICU 后 10h 的数据。在第 1～2h 内，中心静脉压降低，血压下降，心率加快，尿量减少，表明患者出现了休克、重要脏器灌注不足的情况。

❗ 休克的可能诱因

休克的类型	示例
低血容量性休克	大量失血
心源性休克	心肌梗死
心外阻塞性休克	肺栓塞
血管舒张性休克	脓毒血症

该患者有腹痛，同时有缺血性心脏病，上述引起休克的原因均有可能存在。事实上，该患者的心脏高输出量不支持心源性休克，最可能的诊断是感染性休克。严重感染使周围血管扩张，心脏输出量增大，但血压降低，脉率增快，为维持心脏总输出量，血流重新分布，一些脏器如肾脏的血管收缩，血流减少，导致脏器灌注不足。中心体温升高，外周体温下降不明显符合感染性休克的表现。经过补液和抗生素治疗患者的病情基本稳定。若要证实栓塞导致缺血性肠病的诊断，动脉造影可明确诊断，但临床上经常是在剖腹清除坏死肠壁组织时才证实缺血性肠病的诊断。

要点

- 心房颤动患者应考虑服用阿司匹林和抗凝治疗
- 感染性休克患者因周围血管扩张可出现四肢温暖
- 中心静脉压下降可能是休克的第一个临床征象

病例 95：行动笨拙

病　史

患者女性，60 岁，因发现自己行动和动作不灵活就诊。患者发现自己在日常生活中动作不灵活，如扣衬衣纽扣和切菜时；自觉肌肉僵硬，逛商店时行走缓慢。平时独居，需要生活自理，让她倍感压力。她有轻微震颤，自认为焦虑所致。女儿告诉她，她寄来的信字迹越来越小，不易辨认。睡眠质量差，乏力。职业是记者，已退休，既往体健。食欲可，大小便正常，体重无变化。无吸烟史，偶饮酒。有高血压病，服用阿替洛尔 50mg，每天一次。

体格检查

脉搏：60/min，律齐；血压：134/84mmHg。慌张步态。心肺无异常。神经系统查体：肌肉无萎缩；肌张力广泛增高，屈肌和伸肌均受累；轻微静止性震颤，以右手为著，伴精细动作障碍，如扣纽扣；肌力、反射、共济运动和感觉检查均正常。

问　题

- 患者可能的诊断是什么？
- 如何进一步检查和治疗？

回答 95

通过病史询问和查体可知患者存在震颤、肌强直和运动迟缓。小写症是肌强直和运动迟缓导致的。患者长期口服 β 受体阻滞剂降压治疗，血压控制平稳，但患者的疲劳和动作迟缓的症状难以用 β 受体阻滞剂的副作用解释。该患者具备典型帕金森病三联征：震颤、肌强直和运动迟缓。震颤通常是首发症状，常自一侧肢体开始，震颤合并肌强直可表现为齿轮样肌强直；病情进展可出现面具脸，行走启动困难（冻结现象），迈步时以极小的步伐前冲，不能立刻停下脚步（慌张步态）；一般无认知障碍，常合并抑郁；通常睡眠紊乱，白天疲劳。典型的病理学改变是基底神经节黑质纹状体通路中多巴胺能神经元变性丢失。

帕金森样症状（帕金森综合征）可发生于多种疾病：

- 帕金森病
- 脑炎后帕金森综合征
- 安定类药物导致的帕金森病
- 帕金森综合征合并阿尔茨海默病或多梗死性痴呆

! 震颤的分类

- 静止性震颤：震颤在静止时加重，是帕金森病的典型表现
- 姿势性震颤：是良性原发性震颤、生理性震颤及强化的生理性震颤（由焦虑、酒精、甲状腺功能亢进引起）的特点。良性原发性震颤不发生在静止状态下，仅出现在某一姿势时（如双臂伸展状态），且运动不会导致震颤加重（如指鼻试验）。共济运动正常，行走不受影响。通常有震颤的家族史，并且饮酒和服用 β 受体阻滞剂可减轻震颤
- 意向性震颤：震颤在运动时加重，如指鼻试验时明显。通常由脑干或小脑疾病如多发性硬化症、局部肿瘤或脊髓小脑变性等疾病引起

对该患者的治疗可选择的药物有几种：司来吉兰是单胺氧化酶 B 抑制剂，可以推迟启用左旋多巴的时间，延缓疾病进展，但副作用明显。左旋多巴通常与选择性多巴脱羧酶抑制剂联合使用，该药不通过血—脑屏障，并能减少外周不良反应；最常见的副作用是恶心、呕吐、头晕、直立性低血压和精神障碍；长期服用治疗效果会逐渐减弱，治疗过程中可出现快速波动现象，即"开 - 关"效应，当出现这种现象时，左旋多巴缓释剂型或者多巴胺激动剂（溴隐亭）可能对此有所改善。由于药物治疗的效果逐渐衰减，不宜过早启动，因此需与患者协商治疗方案。该患者应由物理治疗师和专业治疗师进行评估，提供相关建议和帮助。随着病程的进展，患者的居住环境可能需要改变。

🚀 要点

- 帕金森病的典型特征是震颤、肌强直和运动迟缓
- 患者需要长期管理和多学科综合治疗
- 治疗过程中，左旋多巴的疗效会逐渐衰减

病例 96：气短

病　史

患者 35 岁，女性，进行性气短 6 个月。患者目前步行一段楼梯即感气短，且行走比同龄人慢。此外，近 3 个月出现干咳。患者在儿童时期有轻度哮喘。父亲 40 多岁时因肺部疾病过世。偶尔服用对乙酰氨基酚，曾服减肥药丸。不吸烟，饮酒量少于 10 个酒精单位/周。患者从学校毕业后在印刷贸易公司工作。育有 2 子，分别 8 岁和 10 岁，家中养有一只猫和一只兔子。

体格检查

无杵状指、贫血和发绀。心血管系统查体正常。呼吸系统查体：呼吸动度对称减弱；叩诊和触觉语颤正常；听诊双肺基底部可闻及吸气晚期细湿啰音。

辅助检查

- 患者的肺功能检查结果如表 96.1 所示
- 患者的胸部 X 线检查结果如图 96.1 所示
- 高分辨率 CT 检查结果如图 96.2 所示

表 96.1　患者的肺功能检查结果

项目	实测值	预计值
FEV_1（L）	3.0	3.6 ~ 4.2
FVC（L）	3.6	4.5 ~ 5.3
FER（FEV_1/FVC;%）	83	75 ~ 80
PEF（L/min）	470	450 ~ 550

FEV_1：第 1 秒用力呼气流量；FVC：用力肺活量；FER：用力呼气率；PEF：最大呼气流量

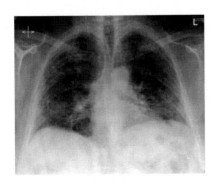

图 96.1　胸部 X 线片

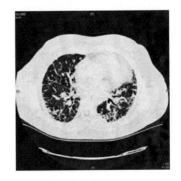

图 96.2　高分辨率 CT

问　题

- 患者可能的诊断是什么？
- 如何进一步检查和治疗？

回答 96

患者的病史提示过去 6 个月内病情不断进展。当一个隐匿症状发生时，例如气短，判断病程的确切时间通常比较困难。该患者的病史特点提示了几种可能，有哮喘病史，但没有喘息，且肺功能无阻塞，排除了哮喘引起目前问题的可能。职业史在肺部疾病中有重要作用，但在该患者中可能关系不大。职业性哮喘与印刷贸易中使用的异氰酸盐类相关，但通常引起呼吸道阻塞性问题而不是该患者的限制性通气问题。查体发现患者的临床体征符合限制性通气障碍的表现，如呼吸动度受限，呼气时闭合的气道再开放时产生的捻发音，这些是因肺顺应性降低和肺容量减低所导致。

呼吸功能检查示轻度限制性通气功能障碍，表现为 FEV_1、FVC 下降，但比值轻度增高，提示肺或胸壁的顺应性降低，当考虑存在肺纤维化时进一步行如弥散系数的检查可能显示弥散系数降低。

胸部 X 线示小片状、结节状及网状阴影，以中下肺为著。高分辨率 CT 示广泛的纤维化改变并胸膜下囊泡形成。这些改变与弥漫性肺纤维化（纤维化性肺泡炎）一致。对于肺纤维化，区分弥漫性和局限性很重要，弥漫性肺纤维化如本病例，而局限性肺纤维化是急性炎症如肺炎后留下的疤痕。病变在 CT 上的分布和模式对于确定诊断和判断对肺纤维化治疗的反应性很重要。弥漫性肺纤维化可能与风湿性关节炎有关，也可由吸入粉尘或摄入药物诱发。该病例没有上述情况，可能是特发性肺纤维化（idiopathic pulmonary fibrosis，IPF）。少部分存在家族型，因此患者父亲的疾病可能与此相关。IPF 最常见的类型是普通型间质性肺炎（usual interstitial pneumonia，UIP），CT 表现为胸膜下分布，例如本病例。与结缔组织病有关的间质性肺病呈更广泛的片状非特异性间质性肺炎（non-specific interstitial pneumonitis，NSIP）模式。高分辨率 CT 上磨玻璃样阴影与活动性细胞性肺泡炎有关，并提示对治疗有更好的反应性。NSIP 较 UIP 对治疗的反应性更好。

进一步检查包括寻找病因或相关的问题，以及确定是否能安全地进行肺活检。在这种状况下行气管镜下活检标本太小，没有代表性，无诊断价值，可进行电视辅助胸腔镜下活检。该患者的年龄条件适合取肺组织标本。

治疗包括低至中等剂量的激素，联合或不联合硫唑嘌呤等免疫抑制剂。治疗数月后观察效果，对 UIP 疗效差，重要的是长时间的激素和免疫抑制剂治疗获益的同时并不会产生太多的副作用。有证据显示乙酰半胱氨酸等抗氧化剂可以提高疗效，但需与激素和硫唑嘌呤联合使用，新的药物正在研发中。考虑到患者的年龄，如果疾病进展可考虑肺移植。进展速度快慢不一，急性进展患者可在 6 个月内死亡。UIP 更常见的是稳定进展数年。

🖋️要点

- 弥漫性肺纤维化患者存在与如何处理相关的一系列原因
- 无效的治疗可以导致严重的副作用，且没有显著获益

病例97：常规随访

病 史

患者男性，47岁，因胸痛入院。患者入院后被诊断为下壁心内膜下心肌梗死，给予溶栓和阿司匹林治疗。出院后诉心绞痛，行冠状动脉造影检查，显示严重的三支病变，不适合置入支架，行冠状动脉旁路移植术。他曾咨询心脏康复诊所，诉手术后未再出现心绞痛。有明确的缺血性心脏病家族史，父亲和两个叔叔均在五十多岁时死于心肌梗死，50岁的哥哥有心绞痛。已婚，有两个孩子。吸烟25支/天，饮酒量40个酒精单位/周。平日服用阿替洛尔和阿司匹林。

体格检查

脉搏：64/min，律齐；血压：150/84mmHg。轻度超重（85kg，体质指数为28kg/m^2）。指甲有烟焦油着色；有双侧角膜弓，双眼周围有睑黄瘤；跟腱上有黄色瘤；前正中线胸骨切开术瘢痕已愈合。足背动脉搏动不明显。呼吸、消化及神经系统查体正常。

辅助检查

- 患者的实验室检查结果如表97.1所示

表97.1 患者的实验室检查结果

项目	结果	正常参考值
血红蛋白	16.2g/dL	13.3~17.7g/dL
白细胞	10.0×10^9/L	$(3.9 \sim 10.6) \times 10^9$/L
血小板	336×10^9/L	$(150 \sim 440) \times 10^9$/L
血清钠	135mmol/L	135~145mmol/L
血清钾	3.9mmol/L	3.5~5.0mmol/L
尿酸	3.4mmol/L	2.5~6.7mmol/L
肌酐	82μmol/L	70~120μmol/L
胆红素	16mmol/L	3~17mmol/L
丙氨酸氨基转移酶	33IU/L	5~35IU/L
碱性磷酸酶	72IU/L	30~300IU/L
γ-谷氨酰转酞酶	68IU/L	11~51IU/L
胆固醇	12.2mmol/L	<5.5mmol/L
三酰甘油	2.30mmol/L	0.55~1.90mmol/L
极低密度脂蛋白（VLDL）	0.34mmol/L	0.13~0.65mmol/L
低密度脂蛋白（LDL）	8.5mmol/L	1.6~4.4mmol/L
高密度脂蛋白（HDL）	0.6mmol/L	0.9~1.9mmol/L

尿常规检查：未发现异常

问 题

- 患者表现出的代谢异常是什么？
- 需要给患者提供哪些建议？

回答 97

患者有明显的实验室检查结果异常，包括血浆胆固醇升高，伴 LDL 升高和 HDL 降低，有许多临床特点与胆固醇升高和早发血管疾病相关。该男子有家族性高胆固醇血症，早发冠状动脉疾病，足动脉搏动消失提示外周血管疾病。家族性高胆固醇血症是一种常染色体显性遗传疾病，纯合子很罕见，受累者常在 20 岁之前死于早发动脉粥样硬化。杂合子形式在英国的发病率是 1/400，其中 50% 的男性会在 50 岁之前发展成为缺血性心脏病。角膜弓、睑黄瘤和双侧跟腱和双手背部伸肌腱黄色瘤在成人早期即出现，这种代谢缺陷是由细胞表面高亲和力的 LDL 受体数量减少引起，导致 LDL 水平升高。因此，巨噬细胞通过清道夫受体摄取 LDL 增加，进一步导致氧化 LDL 增加，氧化 LDL 尤其可导致动脉粥样硬化形成。三酰甘油和 VLDL 水平正常或轻度升高，HDL 水平降低。高胆固醇血症的其他主要病因是家族性混合性高脂血症和多基因型高胆固醇血症。家族性混合性高脂血症患者的三酰甘油水平升高，这点与家族性高胆固醇血症不同。多基因型高胆固醇血症患者的血脂谱与家族性高胆固醇血症相似，但是他们不出现黄色瘤。高胆固醇血症也常见于甲状腺功能减退症、糖尿病、肾病综合征和肝内胆汁郁积症。

该患者未来血管事件的发生风险非常高，尤其是冠状动脉桥血管闭塞。风险取决于各种危险因素的组合，所有这些均应引起重视。建议患者戒烟，减少酒精摄入（酒精也会影响肝脏，从 γ-谷氨酰转酞酶升高可以看出），加强运动，严格低胆固醇饮食。对该患者单纯饮食疗法不能控制胆固醇水平，应给予他汀类药物治疗，同时针对这个水平的高脂血症可能需要联合其他治疗方法。患者的孩子也应检测各自血脂谱以便接受治疗以预防早发冠状动脉疾病。临床研究证实冠状动脉疾病的一级预防可通过降低血浆胆固醇而达到。西苏格兰冠状动脉预防研究（the west of Scotland Coronary prevention Study，WOSCOPS）提示应用普伐他汀降低胆固醇可减少血浆 LDL 水平 >4mmol/L 的中年男性的冠状动脉事件发生数量和冠心病死亡率。对于有心血管疾病证据的患者，二级预防更为重要，目的是将胆固醇降得越低越好。他汀类药物具有很好的耐受性，肌炎是一种罕见但是很严重的并发症。

 要点

- 高胆固醇血症最常见的原因是多基因型高胆固醇血症、家族性高胆固醇血症和家族性混合性高脂血症
- 应积极应用有效药物治疗高胆固醇血症，以减少冠状动脉疾病
- 二级预防的目标是将胆固醇降至最低水平

病例98：性格变化

病　史

患者男性，66周岁，因嗜睡、言语含糊被妻子劝说就诊于家庭医生。妻子注意到在过去的4周内，患者变得嗜睡、言语含糊。患者有12年的慢性咳嗽和咳痰病史，但妻子认为这些症状在过去的8周内可能有所加重。吸烟史50年，20支/天，饮酒量14个酒精单位/周。两年前被诊断为抑郁症，服用抗抑郁药物6个月，效果良好，具体药物名称不详。患者曾从事邮递员职业，6年前退休。

体格检查

患者回答问题时言语有些含糊。心血管、呼吸系统和腹部系统查体未见异常。无淋巴结肿大。神经系统查体提示有轻微的全身肌肉无力现象；反射、肌张力和感觉均正常。最大尿流率及肺功能检测均在正常范围内。

辅助检查

- 患者的实验室检查结果如表98.1所示
- 患者的胸部X线检查结果如图98.1所示

表 98.1　患者的实验室检查结果

项目	结果	正常参考值
血红蛋白	14.8g/dL	13.0~17.0g/dL
平均红细胞体积（MCV）	86fL	80~99fL
白细胞	6.9×10^9/L	$(4.0~11.0) \times 10^9$/L
血小板	297×10^9/L	$(150~400) \times 10^9$/L
血清钠	119mmol/L	135~150mmol/L
血清钾	3.5mmol/L	3.4~5.0mmol/L
尿素氮	3.1mmol/L	2.5~7.5mmol/L
肌酐	63μmol/L	70~120μmol/L

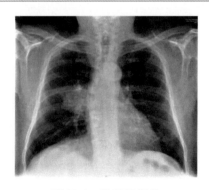

图 98.1　胸部 X 线片

问　题

- 如何解释患者的检查结果？
- 如何治疗？

回答98

患者的实验室检查提示低钠血症，胸部 X 线片上可见右肺门处有肿块。这种程度的低钠血症可能会导致脑部发生一些变化，更低水平的低钠血症可能诱发癫痫发作。120～125mmol/L 以上的低钠血症则多表现为非特异性疲劳。

该患者的低钠血症病因可能是：

• 与肺部疾病相关的精氨酸加压素（AVP，抗利尿激素）分泌不当，如未分化小细胞肺癌，有时也与肺炎或肺结核有关。

• 艾迪生病（肾上腺皮质衰竭），会产生高血钾和直立性低血压。艾迪生病也可能与呼吸系统问题有关，如肺癌转移或结核累及肾上腺。

其他原因如利尿治疗，药物（如卡马西平、吩噻嗪、阿米替林）治疗所致 AVP 水平变化，脑血管疾病，肾病，或者静脉输液过多或饮水过量导致的血容量增多，但都与该患者的表现不相符。该患者曾接受抗抑郁药治疗，但近 18 个月未服药。结合胸部 X 线片，最可能的诊断是小细胞未分化癌导致的 AVP 分泌异常。如果检测血清和尿渗透压显示血清稀释而尿液浓缩，即可证实；也可以检测 AVP 水平。

在该病例中，渗透压证实了确实存在抗利尿激素分泌异常综合征（the syndrome of inappropriate antidiuretic hormone secretion，SIADH）；光导纤维支气管镜下的支气管活检显示出小细胞未分化癌。病灶进展至气管隆嵴，CT 扫描结果提示癌灶不可切除。限制每天液体摄入量小于 750mL 可使血清钠增至 128mmol/L，可改善患者的嗜睡和虚弱情况，如果效果不佳，可以使用地美环素。地美环素为半合成的四环素类抗生素，可以干扰 ADH 在肾小管的活动。血管升压素受体拮抗剂如托伐普坦等也可有效提高血清钠，但价格较昂贵，也有导致高钠血症的副作用。

针对肺部肿瘤进行化疗。化疗通常能够使肿瘤体积缩小，改善患者的生活质量，增加生存率，也可能有助于异位激素分泌。不幸的是，完全治愈的情况仍然罕见。小细胞未分化肺癌增长迅速，通常被发现时已不可手术切除。

要点

• 性格改变可能会有新陈代谢方面的原因
• 低钠血症最常见的原因是应用利尿剂
• 测量血清和尿渗透压有助于确定低钠血症的病因

病例99：气短

病 史

患者女性，20岁，因气短急性发作急诊就诊。患者3年前出现间间歇性气短、哮鸣、咳嗽，8岁前一直患有湿疹和鼻炎。曾被诊断为哮喘，症状控制不佳，目前采用沙丁胺醇、沙美特罗、高剂量吸入激素和孟鲁斯特治疗。气短间歇发作，当气短发作时，自觉不能吸入气体，经常不能说话，重复剂量的沙丁胺醇不能缓解。

体格检查

体温：36.8℃；脉搏：92/min；呼吸：26/min，血压：128/84mmHg；氧饱和度为98%。患者仅能耳语，不能说话。心音正常。全胸可闻及吸气及呼气相哮鸣音，但无其他异常。完成峰流速检查存在困难，结果为60L/min。

辅助检查

- 患者本次急性发作恢复后的肺功能检查结果如表99.1所示

表 99.1 患者的肺功能检查结果

项目	实测值	吸药后	预计值
FEV_1（L）	3.5	3.7	3.5 ~ 4.3
FVC（L）	4.6	4.8	4.6 ~ 5.4
FER（FEV_1/FVC；%）	76	77	72 ~ 80
PEF（l/min）	440	480	440 ~ 540

FEV_1：第1秒用力呼气流量；FVC：用力肺活量；FER：用力呼气率；PEF：最大呼气流量

问 题

- 患者最可能的诊断是什么？

回答99

间歇性气短、哮鸣症状最常见的原因是哮喘，但该患者的很多临床特点与哮喘不符。

失声是突出症状。病史显示对 β 受体激动剂治疗几乎无反应，急性发作恢复后的肺功能提示无气流阻塞，对支气管扩张剂无反应。哮喘所致气道狭窄可以是间歇性的，在发作之间的间歇期无气流阻塞，在这种情况下进行运动或吸入乙酰胆碱激发以增加支气管反应性的检查是必要的。

该患者在急性发作期间症状非常严重，但奇怪的是氧饱和度正常。不能成句说话是重症哮喘的特征之一，但失声提示可能存在声带方面的问题，这与明显的吸气和呼气相哮鸣音及无法吸气的症状相符合，尽管哮喘也可有相似的症状。

上述这些临床特点表明该患者诊断为声带功能失调较哮喘的可能性更大。存在声带矛盾运动，以致吸气时声带内收，在喉部水平产生吸气气流阻塞；声带功能失调时气短发作是间歇性的，对传统哮喘治疗无反应，并且与喘鸣相关。

对该患者最重要的诊断性检查是耳鼻喉科医生直接观察声带和流速容积环检查。声带检查提示矛盾运动，声带前部内收，后部声带裂隙允许有限气流通过。流速容积环提示呼气环相对正常，但吸气环后半部分无气流或气流减低，这是因为声带内收导致阻塞（图99.1）。哮喘引起的阻塞在流速容积环的吸气和呼气支都很明显。

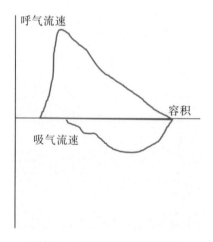

图 99.1　流速容积环检查结果

认识到这种状况很重要，就可以及时终止不恰当的哮喘治疗，给予合适的治疗方案。声带功能失调在难治性哮喘中占 10%。存在抑郁、焦虑等精神问题时更常见，还可能与需要治疗的胃食管反流有关，主要治疗方法是言语疗法、松弛疗法和呼吸技巧。

要点

- 当哮喘难以控制时，应考虑声带功能失调、大气道阻塞等其他诊断
- 流速容积环对区分气流阻塞的原因很有帮助

病例 100：肾衰竭

病　史

患者女性，48 岁，因乏力 3 个月就诊。患者于 6 周前出现头痛，长期服用布洛芬。既往无特殊病史。育有 2 子，分别为 13 岁和 16 岁。长期因疼痛不适服用非甾体消炎药（NSAIDs）及非处方中药。

体格检查

心率：84/min；血压：178/102mmHg。贫血貌。颈静脉无明显充盈，心音正常。肺部、腹部和神经系统检查无明显异常。眼底检查示视网膜动静脉狭窄。

辅助检查

- 患者的实验室检查结果如表 100.1 所示

表 100.1　患者的实验室检查结果

项目	结果	正常参考值
血红蛋白	12.0g/dL	11.7 ~ 15.7g/dL
白细胞	10.8×10^9/L	$(3.5 \sim 11.0) \times 10^9$/L
血小板	154×10^9/L	$(150 \sim 440) \times 10^9$/L
血清钠	137mmol/L	135 ~ 145mmol/L
血清钾	4.8mmol/L	3.5 ~ 5.0mmol/L
尿素氮	12.1mmol/L	2.5 ~ 6.7mmol/L
肌酐	375μmol/L	70 ~ 120μmol/L
碳酸氢盐	18mmol/L	24 ~ 30mmol/L
葡萄糖	4.5mmol/L	4.0 ~ 6.0mmol/L

尿常规检查：尿蛋白（－）；尿潜血（－）

问　题

- 最可能导致患者肾衰竭的原因是什么？
- 如何进一步检查和治疗？

回答 100

该患者的肌酐升高伴有酸中毒、贫血，肾功能障碍诊断明确。尿检阴性，暂时可排除肾小球疾病。对于导致该患者肾功能障碍最可能的原因是肾小管间质疾病或导致恶性高血压的肾血管疾病，根据患者的病史，最有可能导致肾小管间质疾病的原因是 NSAIDs 或中药，其次高血压也是导致肾小管损伤，加剧肾功能恶化的重要原因。

NSAIDs 导致急性肾损害的主要机制是血流动力学改变或急性间质性肾炎。血流动力学介导的急性肾损伤是由于 NASIDs 对前列腺素合成的抑制作用，前列腺素的主要作用是舒张血管，参与调节肾脏灌注、肝硬化、心力衰竭等，是肾前性维持血容量减少的重要因素，但目前尚无明确的临床证据证明患者服用 NASIDs 后血容量减少。NASIDs 也可以导致急性间质性肾炎，常伴发热、皮疹、嗜酸性粒细胞增多、嗜酸性粒细胞尿等。即使药物导致了永久性肾损伤，在停止服药数月后肾损害可呈现自愈倾向。临床上常用糖皮质激素加速肾脏修复、减少长期疤痕形成，也可以用来治疗肾小球微小病变和膜性肾病。NASIDs 除了导致急性肾损伤之外，长期服用会增加慢性肾脏病的发生风险。

中国传统医疗包括中药、针灸、按摩及饮食疗法。中药尤其是治疗哮喘及食物过敏的一种新型治疗手段，然而尚缺乏一些临床对照试验。有一些中草药中含有马兜铃酸类成分，可以导致马兜铃酸肾病，病理表现为广泛的肾间质纤维化、肾小管萎缩、小叶间动脉及入球动脉增厚。临床表现为血压正常或轻微升高，若肌酐 $<200\mu mol/L$，停止服药后肾功能大部分可维持稳定。肾功能损伤严重可进展至终末期肾病。

在该患者诊断方面主要是鉴别肾脏病是急性还是慢性，可以参考既往血清学检查结果或行肾脏超声鉴别。超声提示低回声很可能是慢性肾病，若肾脏大小正常，可行肾活检明确诊断。

该患者的肾功能障碍多考虑长期服用 NASIDs 导致的间质性炎症，建议其停止服用 NASIDs 及中草药，并口服短效糖皮质激素。

 要点

- 询问患者的既往服药史对于解释肾功能障碍的原因有重要作用
- NASIDs 是导致急性间质性肾炎最常见的药物
- 含有马兜铃酸类的中草药会引起特发性肾病